总主编
臧远胜

抗癌必修课

乳腺癌

第3版

主 编·秦文星　臧远胜

U0309156

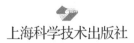

上海科学技术出版社

图书在版编目（CIP）数据

抗癌必修课·乳腺癌 / 臧远胜总主编；秦文星，臧远胜主编. -- 3版. -- 上海 : 上海科学技术出版社，2023.1
　　ISBN 978-7-5478-5797-7

　　Ⅰ．①抗⋯ Ⅱ．①臧⋯ ②秦⋯ Ⅲ．①乳腺癌－防治
Ⅳ．①R73

中国版本图书馆CIP数据核字(2022)第147353号

抗癌必修课·乳腺癌（第3版）

总主编　臧远胜
主　编　秦文星　臧远胜

上海世纪出版（集团）有限公司
上海 科 学 技 术 出 版 社　出版、发行
（上海市闵行区号景路159弄A座9F-10F）
邮政编码201101　www.sstp.cn
上海盛通时代印刷有限公司印刷
开本　889×1194　1/32　印张 7.25
字数　170千字
2015年8月第1版
2019年1月第2版
2023年1月第3版　2023年1月第1次印刷
ISBN 978-7-5478-5797-7 / R·2558
定价：49.80元

本书如有缺页、错装或坏损等严重质量问题，请向印刷厂联系调换

内容提要

抗癌必修课·乳腺癌

　　"抗癌必修课"丛书由上海长征医院肿瘤科臧远胜教授组织编写，自出版以来，因其科学严谨的内容、通俗易懂的表述，广受读者欢迎和好评。本次修订，在上一版的基础上，对内容进行了全面梳理、补充和更新，增加了近两年来肿瘤诊治方面的新成果和新进展，力求内容更实用、文字表述更准确。

　　本书涵盖乳腺癌流行病学、病因、诊断、治疗、预后、随访及日常调养和康复等方面的内容，从实用的角度出发，为患者及其家属答疑解惑，帮助他们正确认识乳腺癌，合理选择治疗方案，是一本权威性强、浅显易懂的便携式抗癌手册。

　　本书通俗中体现权威，普及中凸显专业，可满足患者及其家属对乳腺癌诊治知识的需求，也可作为非本专业医务人员了解乳腺癌相关知识的速查手册。

作者简介

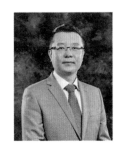

　　臧远胜·医学博士，主任医师，教授，博士生导师。现任上海长征医院（海军军医大学第二附属医院）肿瘤科行政主任、肿瘤学教研室主任、国家药物临床试验机构肿瘤专业组组长。兼任中华医学会肿瘤分会肿瘤支持康复治疗学组委员，中国医药教育协会疑难肿瘤专业委员会候任主任委员、肿瘤免疫治疗专业委员会常务委员，中国临床肿瘤学会非小细胞肺癌专家委员会委员、临床研究专家委员会委员、肿瘤智慧医疗专家委员会委员，上海市医学会肿瘤内科分会委员，上海市抗癌协会理事及疑难肿瘤专业委员会副主任委员，上海市医师协会肿瘤医师分会委员等。

　　长期致力于明确肿瘤发病机制和改善肿瘤诊治效果的研究。作为课题负责人，主持科技部重大专项课题、国家自然科学基金面上项目、国家卫生健康委员会医药卫生科技发展基金、吴阶平医学基金、上海市科委科技创新行动计划项目等课题多项，在国内外著名医学杂志发表中英文论文多篇。

　　擅长肺癌、肠癌、胃癌等实体肿瘤的精准靶向治疗、免疫治疗、化疗和康复，以及疑难肿瘤的诊治。

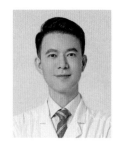

　　秦文星·复旦大学附属肿瘤医院一期临床研究中心副主任医师、副教授，肿瘤学博士，临床药学博士后。擅长乳腺癌的内科治疗及临床药物研究。兼任中国临床肿瘤学会青年专业委员会副主任委员，中国临床肿瘤学会乳腺癌专业委员会委员，国家卫生健康委员会能力建设与继续教育肿瘤学专业委员会委员，中国临床肿瘤学会患者教育专业委员会常委、转化医学专业委员会常委，中国抗癌协会乳腺癌专业委员会青年委员，中华医学会肿瘤学分会乳腺肿瘤青年学组委员，上海市抗癌协会乳腺癌专业委员会委员，上海市医学会肿瘤靶分子专科分会青年委员会副主任委员等。担任中国临床肿瘤学会乳腺癌诊疗指南专家组成员、指南巡讲讲者、研究基金会评审专家，中国临床肿瘤学大会学术年会投稿论文评审专家，中国乳腺癌中青年医师病例演讲大赛评委，中国抗癌协会乳腺癌康复指南专家组成员等。

　　作为第一申请人主持国家自然科学基金、上海市自然科学基金、上海市卫生健康委员会卫生行业临床研究专项等课题多项。在SCI期刊发表论文多篇。

编委会名单

主　编　秦文星　臧远胜

编　委　（按姓氏笔画排列）

于　跃　上海长海医院甲乳外科

于观贞　上海中医药大学附属龙华医院肿瘤科

王　梅　上海交通大学医学院附属瑞金医院质子肿瘤中心

王　湛　上海长征医院肿瘤科

王　燕　上海长征医院肿瘤科

王　薇　上海长海医院肿瘤科

王利新　复旦大学附属中山医院血管外科

王妙苗　上海长征医院肿瘤科

王鑫鑫　中国人民解放军总医院普通外科

叶　欣　中国福利会国际和平妇幼保健院乳腺科

叶　敏　上海长征医院中医科

叶晨阳　上海长征医院肿瘤科

史冬敏　上海长征医院肿瘤科

朱　玮　复旦大学附属中山医院普外科

齐　峰　上海交通大学医学院附属瑞金医院肿瘤科

孙　莉　上海长征医院肿瘤科

苏东玮　上海长海医院甲乳外科

李　纲　复旦大学附属肿瘤医院闵行分院肿瘤内科

李开春　同济大学附属上海市第四人民医院肿瘤科

李俊杰　复旦大学附属肿瘤医院乳腺科

李恒宇　上海长海医院甲乳外科

杨　梅　复旦大学附属肿瘤医院闵行分院肿瘤内科

吴　颖　上海长征医院肿瘤科

张　剑　复旦大学附属肿瘤医院肿瘤内科

张英福　上海长征医院肿瘤科

陈　阳　复旦大学附属肿瘤医院一期临床研究中心

陈宏亮　复旦大学附属妇产科医院乳腺外科

陈诗绮　上海长征医院肿瘤科

范　蕾　复旦大学附属肿瘤医院乳腺外科

周文丽　上海长征医院肿瘤科

郑建明　上海长海医院病理科

郑唯强　上海长海医院病理科

郑磊贞　上海交通大学医学院附属新华医院肿瘤科

赵　婧　上海长征医院中医科

柳　珂　上海长征医院肿瘤科

胡天华　复旦大学附属华东医院乳腺外科

段晓鹏　上海长征医院肿瘤科

姜治国　上海长征医院甲乳外科

秦文星　复旦大学附属肿瘤医院一期临床研究中心

序言

"抗癌必修课"丛书自问世以来，因其科学严谨的内容、通俗易懂的表达，广受读者欢迎和好评。无论是作为肿瘤患者及其家属的科普读物，还是作为基层卫生工作人员的参考书，"抗癌必修课"丛书均能提供规范、实用的解答和建议。

近年来，肿瘤的诊断和治疗领域均取得了长足的进步，新理念、新技术、新药物、新策略层出不穷，由此带来的肿瘤诊治变化也是巨大的。为了让广大民众，尤其是肿瘤患者及其家属能够对肿瘤诊治的基本知识和新进展有比较充分的了解，从而更好地配合肿瘤诊治，本套丛书总主编臧远胜教授主持对"抗癌必修课"进行了全新修订；同时，为了满足读者了解更多肿瘤病种的需求，本套丛书在原有"肺癌""肠癌""胃癌""乳腺癌""胰腺癌"五个分册的基础上，新纳入了"肝癌"和"妇科肿瘤"两个分册。新版丛书既保持了原有的全面、权威、通俗易懂的特点，又着重体现了近年来肿瘤诊治方面的新成果，其内容涵盖了常见肿瘤的流行病学、病因、诊断、治疗、预后、随访及日常调养和康复等诸多方面，力求从实用的角度出发，为肿瘤患者及其家属答疑解惑，帮助他们正确地认识肿瘤，合理地选择治疗方案，少走弯路，从而进一步提高肿瘤防治的效果。

本套丛书每个分册的编委们均是在肿瘤领域有深厚功底的一线临床医师，他们不仅对肿瘤诊治的最新进展十分熟悉，而且非常重视肿瘤整体综合性治疗，从而保证了本套丛书的权威性、规范性和先进性。本套丛书的内容全面、实用，对肿瘤患者及其家属，以及基础卫生工作人员具有指导作用。我相信，再版后的"抗癌必修课"会给读者带来焕然一新的体验，将对普及肿瘤防治知识、提高肿瘤防治水平发挥重要的作用。

王杰军

国家卫生健康委员会肿瘤合理用药专家委员会　副主任委员

中国临床肿瘤学会肿瘤支持与康复治疗专家委员会　主任委员

2022 年 9 月

前言

近年来，肿瘤的发病率和病亡率不断上升，在我国及世界范围内位列人口死亡病因的第一位。在肿瘤诊断和治疗的过程中，患者及其家属会对很多与肿瘤相关的临床问题存在困惑，这些问题是随着诊断和治疗的步步深入或病情变化不断出现的，而患者及其家属并不能随时随地找到权威专科医师来答疑，因此他们的困惑常常得不到及时、充分的解答。由此，患者不但会因为不了解而造成焦虑和恐惧，还会因为了解得不充分而对诊断和治疗配合不佳。很多患者和家属都表示，迫切需要一本权威性强且浅显易懂的抗癌知识手册。正是基于以上原因，我们组织了国内肿瘤诊治领域长期工作于临床一线的专科医师，广泛搜集、精心筛选出肿瘤诊治过程中患者及其家属关心的问题，一一进行解答，于2015年出版了包含"肺癌""肠癌""胃癌""乳腺癌"四个分册的"抗癌必修课"丛书，于2018年修订第二版，并加入了"胰腺癌"分册。丛书自出版以来，广受读者欢迎和好评，并荣获2019年"上海市优秀科普图书"及"全国优秀科普作品"称号。

肿瘤诊治领域的进展日新月异，尤其是近几年来，越来越多新理念、新技术、新药物、新策略的应用，使得肿瘤诊治效果出现了质的提升。例如，肿瘤二代基因测序技术在多个癌种的广泛应用，显著提升了我们对肿瘤驱动因素的认知，并直接改变了临床诊疗格局；又例如，针对免疫调控点的肿瘤免疫药物和针对多个相对常见乃至少见靶点的靶向药物，均是在近三年开始惠及临床，并使得部分肿瘤病种的患者成为了"慢性病患者"。因此，我们迫不及待地需要将这些最新的重要知识传递给广大读者。另外，随着本套丛书在读者群中的口碑传播，希望出版更多分册的呼声强烈，所以此次修订，我们加入了"肝癌"和"妇科肿瘤"这两个同样在我国高发瘤种的分册，同时，会将上一版图书中存在的一些表述不够清晰或是不够充分的地方，进行更新和修改，不断提升丛书的精品化程度。

在丛书修订和编写过程中，各位编委以极大的热情和负责任的态度，对图书内容进行了全面的梳理、修订和补充，力求准确地反映肿瘤诊治相关的进展，并在实用性方面进一步完善，同时校准文字，使得表述更为准确。各位编委的辛勤工作保证了图书的规范性、准确性和先进性。正是这种一丝不苟的工作态度和对图书质量精益求精的要求，才使得"抗癌必修课"丛书获得了良好的社会反响。希望通过我们的努力，使广大读者能对肿瘤有更为深入的了解，能够更有效地防治肿瘤。

臧远胜

上海长征医院肿瘤科教授、主任

2022 年 9 月

目录

■ 治疗课 077

■ **随访和康复课** 173

基础课

1 什么是乳腺癌

乳腺癌，顾名思义，就是发生在乳腺的癌症，也即是发生在乳腺部位的恶性肿瘤。在发病早期，乳腺癌表现为患病侧的乳腺出现"单发的""无痛性"并呈"进行性生长"的小肿块。

乳腺癌好发于哪个部位呢？如果把乳腺画在纸上，我们以乳头为中心点，分别画一条横线和一条竖线，就可以把乳腺划分为四个区域，也就是医生常说的四个"象限"，即外上象限、内上象限、外下象限、内下象限。乳腺癌最常发生于"外上象限"，其次是"乳头、乳晕区域"，再则是"内上象限"。

从医生的视角来看，乳腺癌是一种挑战人类健康的常见多发疾病；从患者的视角来看，乳腺癌是每位女性都应该重视的敌人。常言道，"知己知彼，百战不殆"，在抗击乳腺癌的战役中，除了医生以外，患者及其家属都应当知晓有关乳腺癌的综合知识，只有这样，才能取得最好的抗癌效果。

对于乳腺癌患者而言，了解有关乳腺癌的防治知识，可以树立战胜乳腺癌的信心，接纳最佳的抗癌方法，并能更好地配合医生，与其并肩战斗。

对于患者家属而言，了解有关乳腺癌的综合知识，心理上可积极给予患者以支持和鼓励，行动上可以辅助、照顾患者，配合医生，少走弯路，提高疗效。

② 乳腺癌离我们远吗

目前，乳腺癌是全球女性发病率最高的恶性肿瘤，仅在2012年，就有167万余例新确诊的乳腺癌患者，同年因乳腺癌死亡的女性高达52万余例，乳腺癌已经成为严重威胁女性健康的重要疾病。

近年来，由于生活习惯的改变、心理压力的增大、环境质量的恶化等诸多因素的影响，我国已成为乳腺癌发病率增长速度最快的国家之一，同样乳腺癌也成为我国女性发病率最高的恶性肿瘤。目前，我国每年新诊断的乳腺癌病例数量约占全世界总数的12.2%，我国每年由于乳腺癌而导致死亡的病例数量约占全世界总数的9.6%。更为堪忧的是，近十几年来，乳腺癌的发病数量平均每年以3%的速度在增长，如果以这样的速度继续增长下去，就有可能在二十几年后，每年发病的乳腺癌患者数量将达到现在的2倍。

乳腺癌的发病情况在我国的大中城市尤为严重，已稳坐城市女性"第一杀手"的交椅。例如在上海地区，不仅乳腺癌的发病率居全国之首，而且在女性诊断出的各种类型癌症中，乳腺癌病例的数量亦占据第一位，约占所有癌症总数的17%。也就是说，虽然还有肺癌、肠癌、胃癌、食管癌、子宫颈癌、卵巢癌、胰腺癌等十几种癌症相对常见，但在上海的女性癌症患者中，每6名癌症患者中就有1名是乳腺癌患者。

因此，乳腺癌离我们很近，其已经成为我们不得不重视的对手。

3　乳腺癌的发生与哪些因素有关

乳腺是多种内分泌激素如雌激素、孕激素及催乳素作用的靶器官，其中雌酮及雌二醇与乳腺癌的发生有直接关系。发生乳腺癌的原因有很多种，每个乳腺癌患者可能都有其自身的原因。归纳起来，有以下几种。

（1）遗传因素：主要表现为乳腺癌具有家族遗传倾向。乳腺癌在家族中多发早已由统计学证实，有乳腺癌家族史者其发病率比普通人群高3～5倍。临床上经常见到母女俩或姐妹俩同时或先后患乳腺癌，且发病年龄在第二代人提前10～20岁。母亲患有乳腺癌，其女儿患乳腺癌的危险性是无家族史者的40～50倍。显而易见，乳腺癌具有家族遗传倾向。

（2）生育和哺乳：近年来大量的调查证明，没有生育或虽然生育但很少哺乳的妇女要比多次哺乳、哺乳时间长的妇女易发生乳腺癌。这说明少生育、少哺乳可能会增加发生乳腺癌的概率，这也是乳腺癌的主要病因。

（3）激素分泌紊乱：主要是指雌激素的分泌紊乱。乳腺癌的高发年龄是40～60岁，这个年龄阶段正是妇女雌激素分泌失调、雌激素水平相对偏高的时期。由于体内雌激素持续作用于乳腺，导致乳腺导管上皮细胞过度增生而发生乳腺的癌变。

（4）乳腺良性疾病：乳腺良性疾病与乳腺癌的关系尚有争论，多数人认为乳腺小叶上皮高度增生或不典型增生者可能与乳腺癌的发病有关。

（5）生活习惯：高脂肪膳食可提高乳腺癌的发病率。高脂肪膳食可使催乳素分泌增加，进而使体内的雌激素分泌增加。脂肪可引起体重增加甚至肥胖，体重越重，患乳腺癌的危险性越高。

营养过度可使月经初潮提前，绝经日期延后，也会诱发乳腺癌。另外，营养过剩可加强或延长雌激素对乳腺上皮细胞的刺激，从而增加发病机会。

（6）高剂量放射线：可提高患乳腺癌的危险性。乳腺癌危险性的大小取决于接受放射线的年龄和照射剂量。一般10～30岁为有丝分裂活跃阶段，对放射线照射效应最敏感，30岁以后危险性较低。第一次妊娠暴露于放射线患乳腺癌的危险性比在此期前或后都要高；未生育妇女，乳腺暴露于放射线而发生乳腺癌的危险性比生育妇女高。总之，妇女在月经期和妊娠期对放射线敏感。关于乳腺暴露于放射线的潜伏期，估计最短为5年，一般为10～15年，年轻人潜伏期较老年人长。而低剂量放射线用来普查乳腺，引发乳腺癌的危险性非常小。

（7）精神作用：在焦虑或压抑的强烈刺激下，机体始终处于一种紧张状态，导致机体内环境失衡，最终将影响机体的抗癌功能，经研究表明乳腺癌的危险性增高与情绪障碍有关。

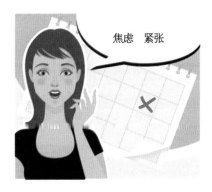

焦虑和紧张等情绪可使乳腺癌发生的危险性增高

4 哪些人容易患乳腺癌

知晓上述导致乳腺癌发生的因素，就不难甄别出哪些人容易患乳腺癌了。

（1）家族史：有乳腺癌家族史的女性，特别是三代以内直系亲属（母亲、姐妹、奶奶、外婆）有乳腺癌患者，则本人发生乳腺癌的风险将大大提高。需要说明的是，上述现象所指的是"遗传易感性"，而非"遗传"，也就是说，是风险概率的升高，而非风险的必然。

（2）婚育史：终身未婚、未育的女性发生乳腺癌的风险会高于有婚育史的女性；过于晚婚、晚育（40岁以上）的女性发生乳腺癌的风险会高于适龄婚育的女性。

（3）生活习惯和状态：进食过多高热量食物、体型过于肥胖的女性，发生乳腺癌的风险会高于体型正常者；精神压力过大、长期抑郁的女性，发生乳腺癌的风险会显著升高；过多进食不健康食品，如含过量食品添加剂甚至是有害的工业添加剂的食品，也可能助推乳腺癌的发生。

（4）月经起止时间跨度：研究已明确，月经起止时间的跨度越长，发生乳腺癌的风险越大。那么，又是什么原因让女性的月经初潮来得早、走得晚呢？目前国内医生认为是因为"生活水平高，营养好"。不过，国外的研究表明，少女肥胖或过度肥胖可能会导致月经初潮提前。有研究指出，脂肪细胞产生的激素是导致肥胖少女月经初潮提前的原因。可见，少吃快餐、甜食和零食的女孩们在保持身材的同时，也保住了健康。

此外，频繁、过量地接触放射线，也可能会增加发生乳腺癌的风险。

5 乳腺癌会有传染性吗

在门诊经常有患者或家属咨询乳腺癌是否有传染性，在照顾患者时是否需要采取一些隔离措施等，这些顾虑困扰着很多家庭。

首先，我们知道乳腺癌是起源于乳腺上皮组织的恶性肿瘤，其主要症状为乳腺出现无痛性的包块，多见于40岁以上的女性，男性乳腺癌比较少见。其次，乳腺癌的发生与机体的内分泌、遗传因素、环境因素和生活方式密切相关，与大多数的恶性肿瘤类似，乳腺癌可以通过血行、淋巴和种植的方式发生远处转移。乳腺癌并不是由某种病原体（细菌、病毒、立克次体、螺旋体、寄生虫等）引起的一种疾病，不会在人与人之间、动物与动物之间或两者之间相互传播，故乳腺癌是不具有传染性的，不会通过日常接触，如握手、飞沫或性行为等发生传播，所以患者家属可以打消之前的顾虑，安心陪伴和照顾患者。

需要注意的是，虽然乳腺癌没有传染性，但其具有一定的遗传倾向，所以临床上对一些有乳腺癌高危家族史的患者，或者比较年轻的乳腺癌患者，还是建议做一个乳腺癌遗传基因的检测，也就是*BRCA1*、*BRCA2*，具有*BRCA*基因突变的人群，罹患乳腺癌的风险可高达80%以上，患卵巢癌的风险也超过40%。

月经初潮和绝经分别代表着与生殖功能相关的卵巢功能的开始和停止，月经初潮发生的时间和绝经发生的时间，则决定了月经时间跨度（行经时间）的长短。

如今女性行经时间延长，已经成为普遍现象。十几年前，女性平均十三四岁后才会初潮，到了50岁左右就会进入更年期。而现在的调查显示，现今女性的初潮年龄平均提前至11岁。另一份调查则指出，我国9岁女性月经初潮发生率是10年前的2.7倍，10岁女性月经初潮发生率为10年前的3.2倍。与之对应的是，女性绝经期却推迟到平均50岁以后。上述现象就造成了从开始月经到月经停止的年龄跨度较十几年前显著增大，平均行经时间跨度从原来的35年以下升高到35年以上。

如果月经初潮年龄提早，或绝经年龄延迟，或两者同时存在，则发生乳腺癌的风险增高。研究表明，月经初潮年龄每提前一岁，其发病率增加1.05倍，初潮年龄在11～13岁者发生乳腺癌的危险比17岁后月经初潮的女性高2～3倍；绝经年龄每延迟一岁，发病率增加1.029倍；对于年龄在45～54岁的女性而言，没有绝经的女性乳腺癌发病率显著高于已绝经的女性；绝经年龄大于55岁者比小于45岁绝经者患乳腺癌的危险增加3倍；行经40年以上者与行经30年以下者相比，其发生乳腺癌的危险性增加1倍。

行经时间越长，女性体内生殖激素对"靶器官"（如乳腺、子宫）等产生刺激的时间就越长，进而使得乳腺癌等的发生风险显著提高。此外，与未生育女性相比，有生育史的女性发生乳腺癌的风险降低，这可能是由于孕期生殖周期中断所致。

7 乳腺癌是不治之症吗

很多人习惯性地"谈癌色变"，似乎诊断为乳腺癌就等于判了"死缓"，其实大可不必。因为，乳腺癌的预后与分期有很大的关系，早期的乳腺癌完全可以通过手术及术后的"辅助治疗"达到治愈的效果，据统计，乳腺原位癌的治愈率为98% ～ 100%，对于此类患者来说，毫无疑问，乳腺癌并不是不治之症。

一旦乳腺癌发展到了晚期，无法通过手术根治的话，即使目前的各种治疗方法只能对肿瘤细胞的生长进行控制，以降低对患者的生活质量和生命的影响，但这绝不是说乳腺癌是"不治之症"，理由有以下两点。

首先，乳腺癌是屈指可数的预后相对较好的恶性肿瘤之一。

其次，乳腺癌的治疗方法多样，除了传统的手术、放疗和化疗之外，还有内分泌治疗可以选用，其中内分泌治疗不仅疗效好，而且用药方便，不良反应小。随着医学的进步，即使是手术、放疗和化疗这些传统上认为创伤或不良反应较大的治疗方法，目前都可以很好地控制这些治疗所带来的不良反应。因此，从某种角度来说，完全可以把乳腺癌看作是像高血压或者糖尿病一样的慢性病来进行治疗。

在所有高发性癌症病种中，多数乳腺癌的恶性程度是相对较低的，很多患者都能通过及时、有效的治疗而长期生存。所以，乳腺癌并非"不治之症"，患者应该树立战胜乳腺癌的信心，配合医生，争取获得最佳的疗效。

8 佩戴文胸与乳腺癌的发生有关系吗

佩戴文胸与乳腺癌的发生到底有没有关系，是很多女性朋友都很关心的问题。可以明确的是，截至目前，还没有确切的证据表明佩戴文胸会导致乳腺癌的发生，但已明确的是，长时间佩戴过紧的文胸，确实不利于乳腺的保健。

（1）文胸大小的选择：有个这样的理论，宁大勿小，宁松勿紧。如果文胸选小了，会压迫乳腺引起局部淋巴液流通不畅，容易导致乳腺疾病。除此之外，文胸过小还会让乳腺下方胸壁肌肉溢出，不但影响美观，而且还会影响健康。

（2）文胸类型的选择

1）在工作时，可以佩戴美体型文胸，但要注意不能过紧。美体型文胸能有效托起乳腺，有一定的塑形作用，凸显女性的形体美，适合在工作时间或重要活动时佩戴，但要尽量选择透气性强的材质，如纯棉质地的。

2）在经期时，要尽可能选用松大型文胸。由于乳腺在月经前会出现充血、肿痛等现象，所以此时要佩戴松大型的文胸。反之，如果继续佩戴有美体作用的文胸，不仅会加重经期前的乳痛感，还可能会因影响乳腺淋巴液回流而带来疾病隐患。

3）居家休闲可佩戴运动型文胸，运动型文胸既没有钢托，也没有垫衬等，与乳腺的自然状态非常类似，佩戴时没有压迫感，可以使乳腺得到充分休息。运动型文胸虽然不能像美体型文胸那样有美体的效果，但也能起到避免乳腺下垂的作用，尤其适用于胸部丰满和乳腺下垂的女性。建议女性下班回家后，摘掉美体型文胸，适当按摩乳腺，再换上运动型文胸。当然，居家休闲时，女性完全可以不佩戴文胸。

很多癌症的发生都与不良的生活习惯密切相关，乳腺癌也同样如此。乳腺癌是一种与激素状态密切相关的癌症，各种能破坏体内激素平衡的不良生活习惯，都会增加发生乳腺癌的概率。

（1）高脂饮食：长期高脂饮食会导致女性体重超标，多余脂肪会影响人体激素平衡，脂肪细胞释放的雌激素会增加肥胖女性患乳腺癌的风险。肥胖女性死于乳腺癌的比例比其他女性高50%。而肥胖状况越严重，患乳腺癌的风险越大。

（2）熬夜：熬夜对诱发乳腺癌的作用机制已经较为明确。研究表明，熬夜时，人体内褪黑素的分泌会受到抑制，而褪黑素的水平降低会导致雌激素的分泌增加，而过量的雌激素则可增加乳腺癌发生的概率。与不熬夜的女性相比，经常熬夜的女性，其发生乳腺癌的概率约增加50%。

（3）酒精：酒精诱发乳腺癌的作用也是通过刺激雌激素的水平升高来实现的。有研究表明，与不饮酒的女性相比，每天饮酒的女性发生乳腺癌的风险平均增加45%。

（4）精制蔗糖：女性天生就是甜食爱好者，高蔗糖摄入量是45岁以上女性患乳腺癌的危险因素。

（5）巧克力：巧克力是很多女性日常喜欢的食品，可以使自己精神兴奋，也可以使自己享受美食的愉悦。需要提醒的是，这些食物中含有大量的黄嘌呤，可以促进乳腺组织增生，从而间接增加发生乳腺癌的概率。因此，建议尤其是有乳腺癌家族史的女性，应控制此类食品的摄入量。

（6）滥用精油：精油的过量使用对诱发乳腺癌的作用是非常容易被忽视的问题。随着一些美容行业的兴起、SPA的流行，精油越来越为那些爱美女性所熟悉。精油实际上是一种危险系数较高的化妆品，其中许多精油的小分子物质结构类似人体的激素，使用之后能提高人体内的激素水平。而乳腺癌的发生和人体内分泌失调有很大关系，雌激素水平绝对或者相对升高均会增加发生乳腺癌的风险。

另外，长期便秘也会诱发乳腺癌。便秘者的粪便中存在一种致突变原，该突变原与目前已知的几种致癌物质类似。这种致突变原经肠道吸收后，可随血液循环进入相对敏感的乳腺组织，使乳腺出现异常。

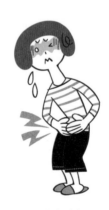

长期便秘也会诱发乳腺癌

很多疾病的发生都受到情绪状态的影响，不良的情绪状态是发生乳腺癌的重要推动因素。研究表明，长期的紧张、焦虑、烦恼、悲伤等不良情绪可使乳腺癌发生的概率增高。不良情绪促进乳腺癌发生的机制，主要是通过抑制机体免疫系统和扰乱内分泌平衡。

长期的不良情绪，容易导致大脑兴奋、抑制过程失调，使体内的肾上腺皮质激素分泌增多，而该激素有抑制免疫的作用，使人体的免疫屏障受损，从而形成了有利于乳腺癌发生的人体内环境。

内分泌紊乱使雌激素分泌异常，而乳腺癌的发生与雌激素是紧密相关的。中医认为，乳腺癌的发病与七情活动有密切的联系。忧思郁怒、情志内伤、肝脾气逆等是引起气血逆乱、经络瘀阻、痰瘀结聚成核的重要致病因素。许多患者患病后情绪低落，再加上手术对形体造成的改变，一直处于恐惧、抑郁、自卑等极其消极的情绪之中。悲观恐惧心理会加速癌症恶化，因此保持健康的心理状态和乐观的情绪，有利于正常内分泌的调节活动，是预防乳腺癌发生和发展的重要方面。

人的良好乐观情绪就是自己疾病的良医，正确对待疾病，树立信心，振作精神，坚定意志，自身的免疫系统才能更好地运转，药物才能更好地发挥作用。实践证明，凡精神乐观、自信心强、积极与医生配合、按方案治疗、定期复查者，往往疗效较佳；反之则较差。

这一问题在前文中已经简要提及，此处我们一起深入分析了解。

随着经济的快速发展，我国居民的饮食结构发生了巨大的变化，高糖、高脂类食物常常不合理地成了饮食中的主角，导致肥胖者的比例不断升高。调查研究发现，中国女性肥胖者数量占女性总人群的6.7%〔体重指数（BMI）≥30千克/米^2，BMI即体重（千克）/身高（米）的平方〕，而女性超重者数量占女性总人群的25.4%。也就是说，在中国约有4 600万名肥胖女性和1.7亿名超重女性。

脂肪细胞是体内雌激素的来源之一。体重正常者，由于其体内的脂肪细胞总量相对较少，因而由脂肪细胞分泌的雌激素总量也相对较少，对女性体内的激素平衡不会造成很大的影响；而肥胖者体内存在过多的脂肪细胞，使得由脂肪细胞分泌的雌激素总量不容忽视，严重者可显著影响女性体内的激素平衡，促进乳腺癌的发生。

一项大型的全国性研究结果显示，中国女性（包括绝经前和绝经后）中BMI≥24千克/米^{2}的人患乳腺癌的风险相比于BMI＜24千克/米^{2}的人增加了4倍，进而证实了肥胖和超重对乳腺癌的发生有促进作用。另有研究表明，肥胖是绝经后女性发生乳腺癌的主要风险因素之一。

此外，肥胖还与女性乳腺癌患者的肿瘤复发和不良预后密切相关。对肥胖乳腺癌女性来说，绝经前患者总体病死率的合并相对风险为1.75，绝经后患者的合并相对风险为1.34。通俗地说，就是相比于体重正常者，肥胖的乳腺癌患者会面临更大的死亡风险，尤其是这名患者在诊断时还尚未绝经。乳腺癌患者的BMI每增加5千克/米^2，其确诊前、确诊后12个月以内和确诊12个月以后的总体病死率风险分别升高17%、11%和8%，其乳腺癌特定病死率分别升高17%、18%和29%。简而言之，就是肥胖的程度越严重，乳腺癌患者的死亡风险就越高。

总之，肥胖不仅能促进乳腺癌的发生，还会造成乳腺癌患者的死亡风险升高，因此，应该合理饮食、增加运动以避免肥胖，即使已经被诊断为乳腺癌，控制体重也"为时不晚"。

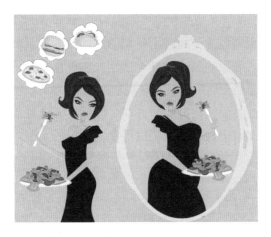

肥胖对乳腺癌的发生和发展都有不利影响

口服避孕药中含有的性激素是否会给女性带来健康风险，这一直是科学家和公众都比较关心的话题。

研究显示，口服避孕药可能与近期（在既往的一年内）乳腺癌风险的升高有关。研究结果显示，近期（在既往的一年内）使用口服短效避孕药的女性，其乳腺癌风险有所增加，与从未使用或者只在较早前使用过（超过一年以前）的女性相比，她们罹患乳腺癌的风险升高了50%。这种增加的风险与雌激素受体阳性的乳腺癌关系更加密切。

乳腺癌风险的增加程度与复方避孕药的组成成分有关。在含高剂量雌激素的避孕药品种中风险增加可达到2倍以上，中等剂量的品种风险增加较少，而对于新型的低雌激素剂量的品种，则没有发现使用者乳腺癌风险的显著增加。在停止使用口服避孕药的10年后，乳腺癌发病风险会逐渐恢复正常水平。

因此，口服避孕药可能与近期乳腺癌风险的升高有关，女性在服用避孕药时需权衡利弊，可以采用物理避孕等措施来达到避孕的效果。

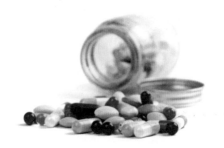

口服避孕药可能与近期乳腺癌风险升高相关

13 婚育、哺乳和流产对乳腺癌有什么影响

可以明确地说，婚育、哺乳和流产都会影响乳腺癌的发生。

首先，过度晚婚、晚育可增加乳腺癌发生的风险。研究表明，女性独身，或年龄超过40岁未婚、未孕，或第一胎生育年龄大于30岁者，其乳腺癌的发病率明显高于正常婚育的妇女；25岁以前第一胎足月生产者，乳腺的发病率仅为30岁后第一胎足月生产者的1/3左右。

其次，正确合理地哺乳可降低乳腺癌发生的风险。生育而不哺乳，或哺乳时间短，或只用一侧乳腺哺乳的妇女，都易导致乳腺积乳，患乳腺癌的危险性明显增加。相反，曾经哺乳的女性乳腺癌患者其复发风险比未哺乳者低30%，而哺乳6个月或更长时间的女性其风险更低。因此，建议女性坚持母乳喂养，并采用正确的方法，保护乳腺少受乳腺癌的侵扰。

再次，反复人工流产可显著增加乳腺癌发生的风险。研究表明，18岁以前做过人工流产的女性，比没有做过人工流产的女性患乳腺癌的风险高110%，也就是说，如果在青少年时期即做过人工流产，将使其之后发生乳腺癌的风险升高一倍多。这是因为，怀孕女性每次人工流产后，妊娠被突然中断，体内激素水平骤然下降，使刚刚发育的乳腺突然停止生长，乳腺内的腺泡迅速变小以至消失，乳腺复原。然而这种复原通常是不完全的，容易产生乳腺肿块，除造成乳腺疼痛外，很容易诱发乳腺疾病，反复多次的乳腺病变可成为乳腺癌的诱因。

因此，我们建议女性朋友要适龄婚育、母乳喂养、避免人工流产以预防和降低乳腺癌的发病率。

14 乳腺癌会遗传给下一代吗

"医生，我姐姐刚查出乳腺癌，我是不是也应该去检查一下？"，这是乳腺肿瘤医生经常被问到的问题。事实上，这确实是一个令人担忧的问题。虽然大多数乳腺癌是散发的，但仍有大约10%的乳腺癌患者有家族遗传倾向，即"遗传性乳腺癌"。而且患乳腺癌的近亲人数越多，发病年龄越小，自己患病的风险就越大。

严格来讲，乳腺癌并不能算作一种遗传病，它只是一种具有遗传倾向的疾病。如一个人的母亲、姐妹、姑姨等被诊断为乳腺癌，那么她患病的概率确实会高于那些家族里没有患乳腺癌的人群。乳腺癌的发生和发展是基因和外界因素共同作用的结果，遗传易感基因只不过是其中一个原因，还有很多其他因素的影响，如雌激素水平、生育年龄、避孕药服用史、月经来潮年龄、月经周期等。

根据2021年上海市抗癌协会发布的《居民常见恶性肿瘤筛查和预防推荐》，有以下情况可能属于"遗传性乳腺癌"高危人群，建议到专业的医疗机构进行遗传咨询或参加基因筛查。

（1）家族中有*BRCA1/BRCA2*基因突变的携带者。

（2）家族中有乳腺癌患者，且为45岁前发病。

（3）家族中有2个乳腺癌患者（1人双侧或2人单侧及以上），45～50岁发病。

（4）家族中有2个或2个以上乳腺癌、卵巢癌、输卵管癌或原发性腹膜癌患者。

（5）家族中有男性乳腺癌患者。

（6）曾患有乳腺癌、卵巢癌、输卵管癌或原发性腹膜癌患者。

放射线照射是很多种癌症的诱发因素，其中也包括乳腺癌。例如，日本广岛地区妇女乳腺癌发病率高于日本其他地区，这可能与放射性污染有关。在我们的日常生活中，放射线的照射很难避免，如发热、咳嗽时，为了排查肺炎，可能要做胸片；中老年人在健康体检时，为提高早期肺癌的检出率，常常需要做胸部CT等。这些影像学检查，或多或少地会使得包括乳腺在内的多个器官受到放射线照射，那会不会引起乳腺癌呢？

一般来说，放射线照射诱发乳腺癌具有三个特点：分别是放射线危害与照射剂量成正比，放射线危害具有累加性，放射线危害具有个体区别性。

（1）放射危害与照射剂量成正比：例如，相比于胸部普通X线检查，胸部CT检查所造成的放射线照射剂量就会大很多，对乳腺造成伤害的概率也会增加。但需要指出的是，如果确实需要接受胸部CT等放射线照射量相对较大的检查，以对身体疾病状态进行准确评估，进而有助于进一步正确合理的诊治方案的制订，还是要接受医生的建议，去接受相关的检查；而且，放射线照射不是乳腺癌唯一的推动因素，其效果只是促进了乳腺癌发生概率的提升，而并非"一定会发生"的因果关系。

（2）放射线危害具有累加性：也就是说，一次放射线照射并不能显著增加发生乳腺癌的风险，但如果反复照射，每一次照射所造成的患癌风险可以"积少成多"，最后造成发生乳腺癌的总的概率显著升高。

（3）放射线危害具有个体区别性：相比于年龄较大的女性，年轻女性的乳腺组织代谢旺盛，正所谓"枪打出头鸟"，其乳腺组织在受到放射线照射时，发生癌变的风险概率会相应增加。

　　当然，对于放射线照射的问题，也大可不必恐慌。一方面，要遵照医嘱接受合理的影像学检查。其实在医学科学的发展中，已经考虑到了放射线照射对人体的危害，并已采取措施尽量减少危害。例如，在筛查早期肺癌时，虽然需要做CT检查，但在先进的医疗机构，医生会安排做低剂量螺旋CT，可以在不遗漏病灶的前提下，使患者受到尽量少的放射线照射。另一方面，如果因为其他诊治需要，无法避免地接受了较大剂量的放射线照射，如胸部放疗，可以在医生的指导下，定期对乳腺进行检查，以便早诊、早治。

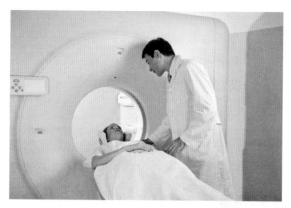

合理接受影像学检查

16 哪些食物可增加患乳腺癌的风险

多项研究表明，相比于低摄入量的女性，摄入更多的烤、炸、熏类食物及红肉类、黄油、奶酪、甜食等，可增加乳腺癌发生的可能性。原因在于这些都属于高热量、高糖、高脂肪食品，过量摄入会导致营养过剩型肥胖，促进体内脂肪细胞合成，脂肪中的类固醇可以在体内转变成雌激素，使乳腺癌发生的概率提高。另外，食物在烤、炸、熏等烹饪制作过程中，会产生胆固醇氧化物等很多生物活性分解产物，这些产物具有很强的细胞毒性作用，且对乳腺具有亲和作用，可诱发乳腺癌。因此，建议减少上述类别食物的摄入，以减少乳腺癌发生的概率。

还有研究表明，多酚类植物化学物质，如某些蔬菜（洋葱、西蓝花）、水果（苹果、柑橘），以及橄榄油中的酚酸、茶和葡萄中的黄酮醇及豆制品中的异黄酮，可降低患乳腺癌的风险。

因此，女性减少与防治乳腺癌的最佳方法，就是少吃肉类，多吃谷物、水果和新鲜蔬菜。另外，经常食用含有纤维素、半纤维素、果胶，以及富含多糖、树胶和植物黏胶的食物，也可减少乳腺癌的发病率。

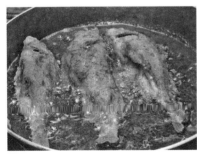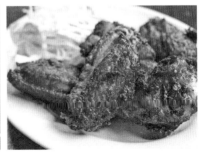

油炸类食物可增加乳腺癌发生的可能性

研究表明，合理摄入绿色蔬菜、水果、鲜鱼、低脂奶制品、粗粮和绿茶等健康食品，可减少乳腺癌发生的可能性。

研究人员建议：女性每日至少食用一份低脂奶制品，可以减少更年期前患乳腺癌的概率。每日食用两份奶制品，如脱脂牛奶和脱脂酸奶是很好的选择。

（1）富含高纤维的饮食：对减轻体重很有帮助，每日食用多于27克纤维的乳腺癌幸存者比其他患者雌激素水平低，而这些雌激素被证实与乳腺癌有关。蔬菜和水果富含植物化学物质，这些物质有助于抵御包括乳腺癌在内的多种疾病。每日食用五份以上蔬菜、水果的女性，比仅仅食用一份或两份蔬菜、水果的女性患乳腺癌的危险低50%。

（2）每周饮用3杯绿茶：绿茶可以减缓癌细胞的生长。

（3）每周进食3～4次鱼类：如三文鱼、鳗鱼、金枪鱼、青鱼、鳕鱼、沙丁鱼等，其富含 ω-3脂肪酸，可以减缓癌细胞的生长。

（4）适量进食有益于健康的脂肪：如在芥菜、坚果和橄榄油中发现的单一不饱和脂肪酸已经被证明可以预防疾病。

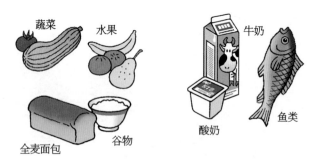

良好的饮食习惯可以预防乳腺癌

　　由于乳腺癌是起源于乳腺组织的癌症，而男性同样有乳腺组织，存在发生乳腺癌的组织基础，只不过由于生理结构的差异，男性乳腺组织量相对较小。所以说，男性也会得乳腺癌，但男性乳腺癌是少见的恶性肿瘤。

　　研究发现，男性乳腺癌患者的平均预后情况要差于女性乳腺癌患者，究其原因，可能有以下两点：一方面，通常男性没有自查乳腺的意识，即使意外地发现了乳腺部位的硬结或肿块，也常常不会引起足够重视，一般直到乳腺癌扩散、转移并引起严重症状后才得以确诊，患者的临床分期常常较晚，失去了根治癌症的机会；另一方面，由于乳腺癌的发生与体内雌激素的刺激密切相关，而男性体内的雌激素量很少，这就提示了男性乳腺癌可能存在一些尚未被知晓的特殊机制，而由于具体机制不明，治疗也相对较难。

　　据相关研究报道，有相当比例的病例有家族史，或有女性乳腺癌的家族史，或家族中有患其他肿瘤的病例存在。放射性物质接触、乳腺局部损伤、临床治疗应用雌激素等，也可诱发男性乳腺癌。

　　当男性发生乳腺癌时，也会出现类似女性乳腺癌所具有的症状，如乳头下或乳头旁硬结，或伴有乳头溢液、乳腺变形、双乳不对称等。值得指出的是，由于男性乳腺部位的脂肪组织较少，所以男性乳腺癌的肿块反而不容易被脂肪组织掩藏。因此，只要知晓"男性也会得乳腺癌"，并给予足够的重视，辅以必要的自检和影像学检查，就可以获得早诊和根治，这一点尤其应该引起那些直系亲属中有女性乳腺癌患者的男性的重视。

　　基于目前的乳腺癌流行病学调查研究数据分析，可以从以下几方面着手来预防乳腺癌。

　　（1）建立良好的生活方式：避免压力过大，调整好生活节奏，保持心情舒畅。

　　（2）适当增加体育锻炼，避免肥胖：过于肥胖会增加体内雌激素的产生，从而诱发乳腺癌，而适当运动可以避免肥胖，同时可以提高机体免疫力。

　　（3）养成良好的饮食习惯：常吃蔬菜、水果、五谷杂粮等含丰富纤维，或低脂肪的食物；少吃甜食或高脂肪的食物。

　　（4）积极治疗乳腺疾病：对乳腺良性疾病如乳腺增生病、乳腺导管内乳头状瘤、乳腺纤维腺瘤等应积极治疗。

　　（5）不乱用外源性雌激素：避免使用过量的"精油"。

　　（6）戒酒：不长期过量饮酒。

　　（7）适时婚育：提倡在合理的年龄婚育，并进行不短于半年的哺乳；尽量避免人工流产，尤其应尽量避免青少年时人工流产。

　　（8）给乳腺松绑：建议每天佩戴文胸的时间不超过8小时，或尽量穿戴宽松、透气的文胸。

　　（9）药物性预防：在乳腺癌高危人群中开展药物性预防。

　　（10）掌握乳腺自我检查方法：养成定期进行乳腺自查的习惯，积极参加乳腺癌筛查，防患于未然。一般有乳腺增生病及乳腺癌家族史的女性，每隔3个月至半年检查一次，正常人群每年检查一次。

20 乳腺癌与运动的关系

大量的调查研究表明，与不爱运动的人相比，经常运动人群的乳腺癌发病风险可降低近30%。而对于已经诊断为乳腺癌的患者来说，积极的运动可以使病死率降低近50%。据此，美国已经将运动纳入了乳腺癌的标准治疗指南，建议乳腺癌患者每周进行150分钟左右的中等强度锻炼。

运动之所以能够发挥抗乳腺癌的积极作用，可能是由于运动过程中机体产生的肾上腺素将抑制肿瘤生长的信号激活，运动中的细胞就像是一群热血沸腾的战士，把肿瘤杀个"片甲不留"。研究还表明，运动可以改善代谢综合征指标及乳腺癌相关疲劳，进而改善乳腺癌患者长期生存结局。

尽管如此，很多女性朋友却并不喜欢那些挥汗如雨的运动，没关系！瑜伽、冥想有着一样的效果。研究表明，瑜伽和冥想可以通过降低全身的炎症反应，改善乳腺癌患者的抑郁和易疲劳症状，提高患者的生活质量，并且可以降低健康人群乳腺癌的发生风险。

那什么时候锻炼好呢？研究结果显示，相较于其他时间段而言，早晨8～10点运动效果最好。那么，是早餐前还是早餐后运动呢？科学家发现，与早餐后运动相比，早餐前运动可以增加胰岛素的敏感性，减少餐后高胰岛素血症的发生，从而降低心血管疾病和2型糖尿病的发病风险。可是，心血管疾病和乳腺癌有关系吗？当然有！研究发现，与未患心脏病的乳腺癌患者相比，患心脏病的乳腺癌患者的病死率高60%！不过，虽然运动的好处多多，但具体的运动方案还要依个人自身情况而定。不可坐以待毙，更不能操之过急。因此，建议在开始锻炼计划之前先咨询主管医生。

诊断课

　　癌症的及早诊断，对于患者获得最佳的治疗效果和生存预后，具有至关重要的作用。如果能做到早期诊断，很多乳腺癌都能得到根治，而如果丧失早期诊断的机会，即使是对于乳腺癌这样总体恶性程度不高的疾病，治疗效果和预后也会变得不尽如人意。

　　由于乳腺所处部位私密，很多女性，尤其是年轻女性，都非常忌讳去就医。我国的乳腺癌患者发病年龄比欧美国家平均提前10岁，年轻女性也同样需要重视乳腺的自检。为了做好乳腺癌的早期诊断，"合格"的乳腺自检是最为方便、有效的办法，是避免延误诊治的"第一道防线"。那么，"合格"的乳腺自检需要怎样进行呢？

　　（1）"视"诊：乳腺自检可以在睡前或沐浴前进行。首先脱去外衣，站在镜子前面，两臂自然下垂，先仔细观察双侧乳腺的外形、大小是否对称，乳头位置是否在同一水平，乳头有无内陷，是否偏向一侧。要注意对照前一次的检查情况，比较外观上是否发生改变。然后看看乳腺局部有无隆起或凹陷，尤其注意观察乳腺表面有无"橘皮样"不光滑的改变，乳头有无溢液或溢血。如果未发现异常，应将两臂上举或两手叉腰，再次重复上述观察。

　　（2）"触"诊：取仰卧位，背部置一软枕，使胸部挺起，一侧上臂向头部举起，手掌可置于枕下，以充分展示乳腺，便于触摸。分别用右手检查左侧乳腺，左手检查右侧乳腺。触摸时可将示指、中指、环指并拢并伸直，用各指的指腹连带掌侧部分轻柔地触摸，切忌重按。可循乳腺的内上、外上、外下、内下顺序依次检查，最后触摸乳晕下的深部组织。触摸完两侧的乳腺再用手分别摸一下两侧腋窝有没有肿大的淋巴结。最后，再用大拇指和示指挤压乳晕部分看一下乳头是否有液体溢出。在触摸乳腺时切莫用手满把抓捏，以免把正常的乳腺组织当成乳腺肿块。正常的乳腺摸起来感觉柔软，有弹性，摸不到肿块或者硬结。

（3）自检时间：乳腺自检不必过频，30岁以上的妇女每月一次即可。时间最好选在行经以后的几天里进行。由于乳腺受内分泌影响而随月经周期发生变化，行经后的几天，乳腺组织相对较薄，易于检查。要避免在月经周期的不同日子里检查，以免因乳腺生理上的改变而影响结果。

（4）配合其他检查：自查过程中，若发现两侧乳腺大小、位置不对称时，常提示较大一侧有病变存在的可能；若位置高低不一，应寻找原因。一旦乳腺上出现"酒窝样"皮肤凹陷，往往是乳腺癌的早期表现，多因肿瘤周围的组织增生而使皮肤向肿瘤方向牵拉而成。正常的乳头两侧是对称的，若发生一侧乳头移位或下降，或者乳腺表面皮肤出现"橘皮样"改变，都可能是早期乳腺癌的表现。如果出现乳头凹陷，常为乳腺中心癌肿的重要特征。此外，非怀孕期和非哺乳期出现乳头溢液，往往代表着某种病理状态。出现上述情况应到正规医院进行进一步检查，以便明确各种异常表现的原因及溢液的性质。有条件者，可至医院接受定期的乳腺影像学检查和体检。

乳腺癌筛查是通过有效、简便、经济的乳腺检查措施，对无症状妇女开展筛查，以期早期发现、早期诊断、及早治疗。

（1）乳腺癌筛查的起止年龄：目前，对于乳腺癌群体普查暂无标准推荐年龄数据，现阶段国内开展的任何群体普查均属于研究阶段，缺乏不同年龄成本效益分析的数据。既往由卫生部（现国家卫生健康委员会）开展的农村妇女免费乳腺癌检查年龄为35～65岁。结合目前国内乳腺癌发病的年龄特点和趋势，建议对总体人群的筛查可从40周岁开始，每年一次，至少持续至65周岁；而对于乳腺癌高危人群，建议将筛查起始年龄提前到20周岁。

（2）乳腺癌筛查的技术和方法

1）每个月自检：每个月一次乳腺自检，绝经前妇女建议选择月经来潮后7～10天进行。

2）医生触诊：专科医生以触摸的方式判断有无肿块。

3）B超检查：当怀疑乳腺有肿块时，通过B超判断肿块性质和位置，这对中国妇女来讲是一种有效的手段，因为中国妇女乳腺里脂肪组织比较少，进行超声检查可以通过乳腺腺管的走行方向变化及血管的血流供应变化来间接地判断乳腺可能存在的异常现象。B超可以作为乳腺X线筛查的联合检查措施或乳腺X线筛查结果为BIRADS 0级者的补充检查措施。

4）钼靶X线检查：是国际公认的早期诊断乳腺癌比较准确的方法。对于一些乳腺癌高危人群（如有明显的乳腺癌遗传倾向者，以往有乳腺导管或小叶中重度不典型增生或小叶原位癌，以往行胸部放疗的淋巴瘤患者）可将筛查年龄提前到20周岁。每年定期做钼靶检查。建议每侧乳腺常规摄2个体位，即头足轴（CC）

位和侧斜（MLO）位，应经过2位以上专业放射科医师独立阅片。乳腺钼靶X线检查对于40岁以上亚洲妇女准确性较高，但由于X线对年轻妇女致密的乳腺组织穿透力差，故一般不建议对40岁以下、无明确乳腺癌高危因素或临床体检未发现异常的妇女进行乳腺钼靶X线检查。常规乳腺钼靶X线检查的放射线剂量低，不会危害妇女健康，但正常女性无需短期内反复进行乳腺钼靶X线检查。

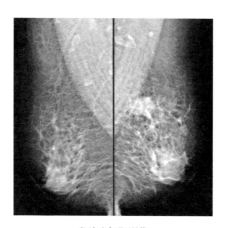

乳腺癌钼靶影像

乳腺自检发现包块时，首先要明确是否是真实的包块，因为如果用力抓捏乳腺，常会因乳腺组织受到挤压而感知到包块，但实际上却是"假阳性"的结果。这时，可以移开触摸的手，在轻揉乳腺或稍等数秒后，再次以规范的手法触摸感知是否有真实存在的包块。

如果确认触摸到乳腺包块，应该尽快到医院就诊，由专科医生重新触诊，必要时安排进一步的检查来明确诊断。但需要指出的是，在触摸到乳腺包块后，无须恐慌，也切忌"病急乱投医"，因为乳腺包块并不等于就是乳腺癌，还有可能是良性乳腺疾病。乳腺的良性疾病非常常见，如乳腺纤维腺瘤、乳腺囊肿、导管内乳头状瘤等。

特别提醒的是，在临床上许多女性在腋下发现"肿块"后前来就诊，经过医生体格检查和相应的影像学检查后发现是"副乳"。所谓"副乳"是指除了正常的一对乳腺之外出现的多余乳腺，一般在腋前或者腋下，也有发生在胸部正常乳腺的上下、腹部、腹股沟等部位。副乳形成的原因是人类在胚胎时期，从腋窝到腹股沟的两条线上长有 6～8 对乳腺的始基，出生前，除胸前的一对继续保留以外，其余的都退化了。如果由于发育异常，这些乳腺始基未能完全退化，就形成了副乳。因此，如果发现两侧腋窝附近有对称的无任何不适且长期无变化的所谓"肿块"，很可能就是副乳的乳腺组织。这里的乳腺组织可以和正常的乳腺一样受到内分泌激素的影响，随着生理周期出现周期性的变化。

在因发现乳腺包块而至专科医生处就诊时，医生会仔细确认乳腺包块的大小、边界、质地、活动度、有无压痛等，还会仔细确定有无腋淋巴结的病变，并根据就诊者的年龄因素、乳腺特点等，安排进行必要的乳腺B超、钼靶X线、磁共振成像（MRI）等检查以协助诊断。总之，应该重视自检以便早期发现乳腺癌，但发现问题时也不必惊慌失措，请专科医生把关方是良策。

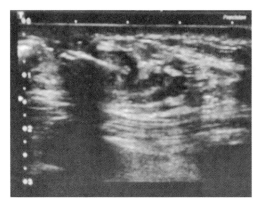

乳腺癌B超影像

乳腺包块是乳腺癌最常见的首发症状，约有90%的患者是因为发现乳腺包块而来就诊的，而且大多数是在无意中，如洗澡、更衣时发现的。乳腺癌除表现为乳腺肿块之外，也可以表现为腋淋巴结肿大、乳腺表面皮肤"橘皮样"改变、乳头溢液或溢血等。

这里需要特别指明的是，发生乳腺癌时，"并非一定能触摸到乳腺包块"。有少数乳腺癌患者，表现为腋淋巴结肿大，穿刺证实是乳腺癌细胞转移，但体检时乳腺并不能触及明确的肿块，影像学检查也不能发现乳腺内的原发病灶，甚至于将乳腺全部切除后，在乳腺内仍然没有找到恶性肿瘤细胞，这种特殊类型称为"隐匿型乳腺癌"。

在临床工作中，我们也常常碰到体检时B超发现了乳腺肿块，而专科医生仔细的触诊却发现不了肿块的情况。其原因有很多，如部分患者是因为肿块体积小，不易被触及；部分患者是因为肿块与正常乳腺组织质地相近，界限不清，干扰了正常的触诊；还有部分患者是因为病灶的位置特别。

另外，还有一种特殊类型的乳腺癌称为乳腺Paget病，又称为"乳头乳晕湿疹样癌"，表现为乳腺皮肤湿疹、乳头皮肤瘙痒、乳头红斑等，甚至出现乳腺溃疡。而此类患者同样无法通过触诊摸到肿块。不过此类患者极少会因为没有摸到肿块而耽误诊疗。

综上所述，虽然乳腺自检是非常重要的早期发现乳腺癌的手段，但仍然有部分乳腺癌无法通过触诊早期发现，因此，对于乳腺癌高危人群，应定期到医院请专科医生进行相应的检查和影像学评估，以早期发现乳腺癌并进行正确的处理。

25 乳头溢液或溢血一定是得了乳腺癌吗

乳腺癌症状和表现多种多样，可出现乳头溢液或溢血，也可以表现为乳腺肿块、腋淋巴结肿大、乳头和乳晕变化、乳腺皮肤变化等。

在乳腺自检即将完成时，要用大拇指和示指挤压乳晕部分，观察乳头是否有液体溢出。乳头溢液是乳腺专科门诊患者前来就诊的主要原因之一，约有10%乳腺癌患者是因发现乳头溢液就诊的，仅次于乳腺肿块和乳腺胀痛。

造成乳头溢液的原因是由于乳腺的大导管系统受到侵犯，进而产生炎症、糜烂、出血等现象。根据发病机制，乳头溢液可以分为乳腺导管内型（原发于乳腺导管上皮的新生物、导管乳头状瘤、导管扩张症、囊性增生性疾病等）和乳腺导管外型（乳腺的化脓性炎症、结核、肿瘤等导管以外的病变，累及或侵犯导管而使分泌物由乳头溢出）。通常，单侧性乳头溢液常见于导管内乳头状瘤、乳腺导管扩张症、乳腺囊性增生病；双侧性乳头溢液多见于内分泌紊乱、药物反应、闭经-溢乳综合征或某些乳腺良性疾病。

根据乳头溢液溢出的部位和性状，可大致推断疾病的性质。

（1）乳样液：溢液的颜色似去脂乳汁。常见于闭经-溢乳综合征（乳溢症）、腺垂体功能亢进综合征，或口服避孕药后。因垂体被抑制，泌乳素释放过多所致，部分乳腺增生症患者也可出现，此时常为两侧多管溢液，自动性流出。

（2）粉刺样液：多由乳腺导管扩张症引起，患者多有先天性乳头凹陷，乳头有脂质粉刺样带有臭味的分泌物溢出。此种溢液黏稠，多种颜色混杂，自动外溢。通常也是双侧多管，患者常伴有灼热、肿胀、瘙痒，还可见于更年期或中青年妇女性腺功能低下者。

（3）水样液：溢液稀薄如水样，多由导管内乳头状瘤、乳腺囊性增生病及乳腺癌等疾病引起。

（4）脓性液：溢液似脓汁，常见于产后急性乳腺炎、乳腺脓肿。

（5）浆液性液：呈浅黄色，大部分病例为乳头下部的导管内乳头状瘤引起，亦可见于乳腺囊性增生病、乳腺导管扩张症及乳腺癌。

（6）血性液或浆液血性液：血性液呈红色，浆液血性液呈粉红色。血性溢液以导管内乳头状瘤较为多见，若50岁以上患者单侧乳头血性溢液，常提示可能为导管内乳头状癌，应高度重视。浆液血性液既可由导管内乳头状瘤、乳腺囊性增生引起，也可由导管内乳头状癌所引起。

（7）淡绿色液：分泌物为浅色较淡的绿色液体，较少见。常见于乳腺囊性增生症。

因此，当出现乳头溢液特别是血性溢液时，应尽早至专科医生处就诊，必要时进行导管镜检查。

需要指出的是，如果女性在非妊娠或哺乳期间出现乳头溢液，常提示乳腺有病理状况的存在，因此即使不是血性的溢液，也应该引起充分重视，并及时就诊，以免造成病情加重或延误。

乳腺癌是女性最常见的恶性肿瘤之一，乳腺癌如果早期诊断、早期治疗，可以达到较高的无病生存率。那么，乳腺癌早期身体会出现哪些征兆呢？

1）乳腺癌早期最常见的表现为患侧乳腺出现无痛、单发的小肿块，常是患者无意中发现而就医的主要症状。肿块质硬，表面不光滑，与周围组织分界不是很清楚，在乳腺内不易被推动。

2）随着肿块增大，可引起乳腺局部隆起。若累及 Cooper 韧带（把乳腺固定在胸壁上的一组弓形纤维），可使其缩短而致乳腺表面皮肤凹陷，即所谓"酒窝征"。

3）邻近乳头或乳晕的癌肿因侵入乳管而使之缩短，可把乳头牵向癌肿一侧，进而可使乳头扁平、回缩、凹陷。

4）癌块继续增大，如皮下淋巴管被癌细胞堵塞，引起淋巴回流障碍，出现真皮水肿，皮肤呈"橘皮样"改变。

5）乳腺癌发展至晚期，可侵入胸筋膜、胸肌，以致癌块固定于胸壁而不易推动。若癌细胞侵入大片皮肤，可出现多数小结节，甚至彼此融合。有时皮肤可溃破而形成溃疡，这种溃疡常有恶臭，容易出血。

6）乳腺癌淋巴转移最初多见于腋窝。肿大淋巴结质硬、无痛，可被推动，以后数目增多，并融合成团，甚至与皮肤或深部组织黏着。乳腺癌转移至肺、骨、肝时，可出现相应的症状，例如肺转移可出现胸痛、气急；骨转移可出现局部疼痛；肝转移可出现肝肿大、黄疸等。

有些类型的乳腺癌临床表现与一般乳腺癌不同。值得注意的是炎性乳腺癌和乳头乳晕湿疹样癌，具体如下。

1）炎性乳腺癌并不多见，特点是发展迅速、预后差，局部皮肤可呈炎症样表现，开始时比较局限，不久即扩展到乳腺大部分皮肤，皮肤发红、水肿、增厚、粗糙、表面温度升高。

2）乳头乳晕湿疹样癌少见，恶性程度低，发展慢，乳头有瘙痒、烧灼感，以后可出现乳头和乳晕皮肤变粗糙、糜烂如湿疹样，进而形成溃疡。部分病例于乳晕区可扪及肿块。较晚可发生腋淋巴结转移。

在乳腺癌由早期进展至晚期的过程中，大多会经历较长时间的演变过程，在演变过程中，会释放很多征兆，或者说是乳腺癌给我们透露的"警示信号"，如能充分地了解上述征兆，则更加有机会在早期发现病情，获得早诊、早治的机会，争取完全康复。

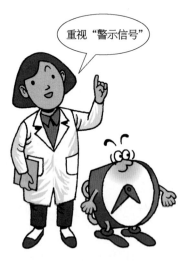

平时注意排查乳腺癌

常见的乳腺良性病变主要包括乳腺小叶增生和乳腺纤维腺瘤。

乳腺小叶增生在青春期以后至绝经前的女性中非常常见。长期处于心情压抑或暴躁、劳累过度、性生活不和谐时，就可能影响卵巢状态，进而影响雌激素的分泌，从而导致乳腺小叶增生。另外，长期服用一些含有激素成分的滋补品或长期使用一些含有激素成分的化妆品等，也可以影响体内的激素平衡而导致乳腺小叶增生。乳腺小叶增生主要表现为乳腺内包块，可在一侧乳腺内单发或双侧乳腺内同时发生，包块的大小随月经周期而发生周期性变化，可有疼痛。乳腺小叶增生分为单纯性小叶增生和导管上皮增生，其中单纯性小叶增生约占70%，这种增生是不会癌变的，导管上皮增生占30%，这种增生依据异型程度的不同，伴有不同程度的恶变概率，异型程度越严重，恶变的概率越高。在检查出患有乳腺小叶增生时，不必惊慌，可至专科医生处就诊，及时进行诊治。

乳腺纤维腺瘤相比于乳腺小叶增生，其发病年龄比较集中且呈现低龄化，在青年女性尤其是20岁左右的女性中多见。乳腺纤维腺瘤大多为圆形或椭圆形，边界清楚，活动度大，发展缓慢，包块多为患者无意间发现。与乳腺小叶增生不同的是，乳腺纤维腺瘤一般不伴有疼痛感，亦不随月经周期而发生变化。单纯的纤维腺瘤属于无不典型增生病变，恶变概率极低。但当乳腺纤维腺瘤具有不典型增生时，其恶变危险会明显升高。对于这部分患者，定期随访是关键，一般每年需要进行一次钼靶X线检查或者B超复查，若肿块较大或者肿块增大明显时，建议尽早手术切除。

乳腺良性增生从普通型增生到不典型增生，再到癌变，是一个长期的、渐进的过程。一旦出现了不典型增生，需密切随访。如果年龄在40岁以上的女性发现了乳腺内包块，包块不痛，大小不随月经周期而变化，则乳腺小叶增生和乳腺纤维腺瘤的可能性均较小，需要重点排除乳腺癌可能。

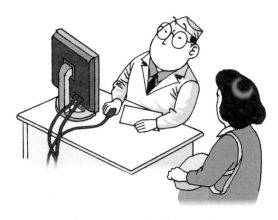

对于乳腺良性病变，需密切随访

28 为什么要重视乳腺非典型增生

现代女性随着生活、工作压力的增大，乳腺结节的发生率越来越高。美国在每年乳腺活检结果超过100万例的良性病变中，不典型增生就占到1/10。既然是良性病变，那是不是就可以听之任之，不用去管了呢？

当然不是！我们先来回顾一个概念，一个正常的细胞发展成一个肿瘤细胞，一般需要经历这样一个过程：正常→增生→非典型增生→原位癌→浸润癌。由此可见，非典型增生虽然还不算是癌，但是已经非常靠近了。从病理学的角度来讲，非典型增生的上皮细胞，其形态和结构已经出现一定程度的异型性，但还不足以诊断为癌，故将其定义为癌前病变。有研究数据表明，非典型增生的患者患乳腺癌的概率是正常女性的5～18倍。不仅如此，《新英格兰医学杂志》曾报道，不典型增生患者乳腺癌的发病风险随着时间的推移会有累积趋势，该类患者5年的乳腺癌发病率约6%，10年时上升到12%，25年后竟然高达30%，而健康人群25年内乳腺癌发病风险仅为8%。这些数据足以引起我们对乳腺非典型增生的重视。

是不是非典型增生就一定会变成癌呢？并非如此，只要加强重视，对其进行积极的干预和监测，很多病灶会停止发展，甚至有可能会消失不见。因此我们要做的，就是在战略上重视它，而在战术上藐视它，轻装上阵，无需过多的心理负担，养成良好的生活习惯，并定期进行乳房自检或临床体检。必要时可行手术切除，以防病灶进一步恶化。对于一些乳腺癌高危人群，可适当接受内分泌治疗药物等进行预防，防患于未然。

事实上，乳腺的恶性肿瘤不仅仅只有我们熟知的乳腺癌一种，还有很多其他类型的肿瘤，乳腺癌只是其中最常见的一大类。

通常所说的乳腺癌是指来源于乳腺上皮细胞的恶性肿瘤，包括三种相对常见的病理类型：导管原位癌、浸润性导管癌、浸润性小叶癌等。还有一大类是来源于乳腺非上皮组织的恶性肿瘤，如乳腺分叶状囊肉瘤、乳腺纤维肉瘤、乳腺脂肪肉瘤等。另外，还有相对少见的乳腺恶性淋巴瘤、乳腺转移性恶性肿瘤等。类型不同，治疗方法也不完全相同。因此，在诊断为乳腺恶性肿瘤时，需明确肿瘤具体病理类型，才能针对性地制订治疗措施。

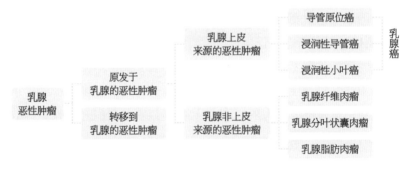

乳腺恶性肿瘤的类别

乳腺恶性肿瘤的病理来源不同，其恶性程度、临床表现、治疗方法、疾病转归等均存在显著差异。因此，医生在确立患者诊断并制订进一步治疗计划时，会将病理检查结果结合患者的临床特点进行综合分析，不会单独凭一张模糊的病理报告，如"穿刺标本内查见恶性细胞"，就下定乳腺癌的诊断。

乳腺癌有多种诊断支撑依据，包括病史描述、体格检查、血液指标、影像学检查等，但正如绝大多数其他的癌症，乳腺癌确诊最有力的支撑依据是病理学检查结果，包括细胞病理学和组织病理学。

细胞病理学可通过乳腺包块细针穿刺获得，组织病理学可通过乳腺包块粗针穿刺获得，但更主要的是从手术切除标本中获得。从获得标本的难度来看，细胞病理学相对较容易，但从支持诊断的力度来看，组织病理学要大于细胞病理学。

细胞病理学主要是根据细胞内异常状况，研究疾病发生的原因。而组织病理学则是根据粗针穿刺、手术等获取的组织标本的形态学及通过免疫组化等染色的方法来综合判断疾病的性质。需要指出的是，医生会根据每位患者的具体状况，选择相对最佳的病理学标本获取方法。

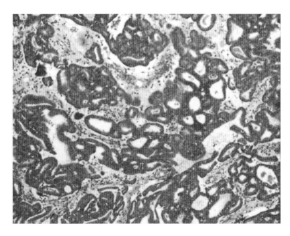

乳腺浸润性导管癌组织病理学切片

另外，组织病理学中的冷冻切片病理报告和石蜡病理报告有什么区别呢？

（1）冷冻切片病理报告：是手术中将手术标本送到病理科进行会诊，可以在短时间内做出诊断，但可能会存在一定的误差。

（2）石蜡病理报告：是目前乳腺癌诊断的"金标准"，一般要等手术后7～10天才能出结果，可以准确地报告病灶大小、形状、数量、质地、性质、分化程度、增殖活性、切缘、淋巴结、神经及血管浸润情况，并可以通过免疫组织化学方法明确不同的受体状况等。

总之，一张完整而又准确的病理报告对于医生判断疾病性质、分期、分型有着重要意义，可以指导最终治疗方案的制订。

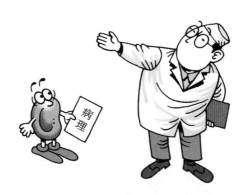

病理学检查是诊断肿瘤的"金标准"

31 怀疑乳腺癌时为什么有时候要反复做穿刺活检

依据患者的病史描述、体格检查、血液指标、影像学检查结果等，可以建立乳腺癌的临床初步诊断，即疑诊为乳腺癌，而进一步的确诊，则需要尽快获得高质量的乳腺包块的细胞学或组织学标本，进行病理检查。

乳腺包块藏于乳腺内部，怎样才能获取到包块标本呢？最方便易行的方法就是对乳腺包块或肿大淋巴结进行穿刺，即在B超等影像学的监测和引导下，穿刺针从体表皮肤穿入乳腺，直达乳腺包块，或穿刺针穿入肿大淋巴结，进行抽吸或精细切割，取得细胞学或组织学标本。

穿刺活检可以分为细针穿刺和粗针穿刺两种。细针穿刺是一种细胞学检查方法，通过对乳腺肿块或腋淋巴结穿刺，将穿刺到的细胞涂于玻片上进行细胞病理学检查。粗针穿刺是以特定空芯针对病灶进行穿刺，以管样结构对包块或淋巴结组织进行精细切割，穿刺得到的是圆柱形组织标本，可以进行组织学检查。

无论是细针穿刺还是粗针穿刺，都很难保证在一次穿刺后就得出确定诊断，其中可能的原因如下。

首先，乳腺包块或肿大淋巴结内的病变具有"异质性"，即有的部位病变较典型，而有的部位病变较不典型，如果穿刺到的是病变较不典型的部位，就难以确立诊断。

其次，乳腺包块或肿大淋巴结内由于癌细胞的快速生长，可造成内部由于缺血、缺氧而出现组织坏死，当穿刺到组织坏死严重的部位时，在标本中只能看到坏死细胞或组织，亦难以确立诊断。

再次，在穿刺进针、抽吸和拔针时，如果有较多的肿块外的血液、组织液或组织进入穿刺针，则也会增加诊断的难度。

由于病理学检查是诊断乳腺癌的"金标准"，是整个诊断过程中的"重中之重"，正所谓"磨刀不误砍柴工"，医生会安排必要而充分的穿刺活检，而不会仓促下定结论，以免误诊、误治。

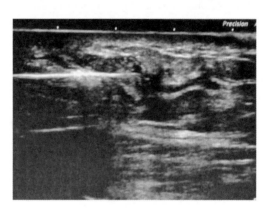

乳腺癌穿刺活检

32 初次穿刺诊断时穿刺针的粗细有何讲究

乳腺疾病初次诊断时，医生往往会安排患者行影像学引导下的穿刺活检，包括超声、X线和MRI引导下细针或粗针活检。医生将根据乳腺病变特点和临床需要选择不同的引导方式和穿刺方式。细针穿刺是利用临床常用的注射器针头，刺入肿瘤组织后给予一定的负压抽吸，将肿瘤组织中的部分细胞抽取出来后涂片进行观察；粗针穿刺是利用专门的穿刺活检针"切割"肿瘤组织，具体而言就是，穿刺针由不锈钢穿刺针芯和同心套管组成，先将穿刺针芯刺入肿瘤组织，然后扣动"扳机"，同心套管就会弹射出去，利用套管和针芯之间的空隙切割出一条肿瘤组织，也有医生通俗地称其为"活检枪"。

要弄清两种穿刺的区别，首先要明确的概念是细胞病理和组织病理。细胞病理是通过观察一个个细胞的形态来寻找肿瘤的方法，受细胞本身的影响较大，不容易做进一步的检查，因而阳性率低；而组织病理是通过观察一块组织来寻找肿瘤的方法，由于组织中肿瘤细胞的数量多并且有一定的排列顺序，还容易做后续的免疫组化等染色，因而诊断肿瘤的把握更大。如果把医生诊断乳腺癌比作警察甄别黑社会成员的话，细胞病理就像是抓住了一个嫌疑犯，只能看到这个嫌疑犯长什么样，说什么话，但是无法知道他平常还和谁在一起，在干什么；组织病理就像是黑社会成员在聚会时被一窝端，大大增加了警察破案成功的机会。临床上采用细针穿刺得到的是细胞病理标本，粗针穿刺得到的就是组织病理标本，后者对诊断的意义更大。

除了所穿刺出成分的区别外，细针穿刺和粗针穿刺最大的区别就是两者的创伤大小和操作的难易程度。细针穿刺临床应用极为方便，只要浅表可触及的肿块均可进行穿刺，受肿瘤大小及周围血管等的影响小，且创伤小，对患者本身几乎无影响。粗针穿刺需要借助专门的穿刺针，如果肿瘤太小，穿刺针不易取到肿瘤组织，而且周围如果有大血管或部位不理想的话，粗针穿刺的风险较大。

综上所述，临床医生会根据患者病灶的大小和部位，结合患者的全身状况和医院的技术力量选择合适的穿刺方法，以安全地达到诊断的目的。

小贴士

如果乳腺钼靶或者超声检查结论为BIRADS 4～5级者，或影像学BIRADS 3级伴有临床上可疑病灶、高危因素或主观意愿强烈者需接受术前活检。乳腺经皮穿刺活检已经逐渐代替开放手术活检成为影像学上发现病灶的首选活检方法。细针穿刺和粗针穿刺主要的区别在于两者的创伤大小和操作的难易程度。医生会根据患者的具体情况选择不同的引导方式和穿刺方式。

患者及其家属都能接受的是，在乳腺癌诊断时，需要对乳腺癌原发病灶进行穿刺活检，以取得病理学诊断证据。但常令患者及其家属困惑的是，既然已经明确诊断患者的肿瘤细胞发生了转移，且已经获得了原发病灶的病理学诊断依据，为什么医生有时还是会建议对转移病灶进行穿刺活检呢？这需要从诊断和治疗两个方面来考虑。

（1）从诊断方面来考虑：即使医生根据患者的全身状况、病灶特点等已经判断乳腺外的某个病灶可能是转移灶，除非病灶非常典型，否则这种判断也是不确定的。而是否出现转移灶，则可能是提示患者病情处于早期或晚期的"分水岭"，同时也决定了患者后续整个治疗计划的安排。有时体格检查或影像学检查非常提示是转移的病灶，穿刺出来的结果却是良性病灶，而相反的情况也常常会碰到。因此，非常有必要对那些"模棱两可"的转移灶进行活检，明确诊断。

（2）从治疗方面来考虑：也常常有必要对转移灶进行单独活检。在大多数情况下，位于乳腺的原发病灶和位于乳腺外的转移病灶，两者的生物学特性基本是一致的。但我们也发现，在少数情况下，治疗方案对原发病灶和转移病灶的疗效并不一致。造成这种现象的原因，除了药物对不同器官部位的渗透性不同，即不同部位的药物浓度不同外，还可能是由于转移病灶与原发病灶的生物学特性不一致。因此，时常也需要对转移灶进行穿刺活检，取得病理学诊断及生物学特性参数指标，比如雌激素受体、孕激素受体、HER-2状态等，以协助制订宏观、精准的诊疗方案。

基于以上两个原因，目前学术界非常强调肿瘤的"二次活检"，不仅包括对原发灶和转移灶分别进行活检，甚至对不同部位的转移灶、相同部位转移灶的不同时间段都推荐进行活检，同时进行病理分析，以更加准确地判断肿瘤的分期和性质，有利于为患者选择最合适的治疗方案。

相信随着"精准医学"概念的深入人心，"二次活检"会被更广泛地应用于临床实践中。

小贴士

当临床症状、患者体征及钼靶或者磁共振成像等影像学判断为乳腺癌复发或者转移时，常常还需要再次活检。因为原发灶与复发和转移灶有一定程度的不一致。通过再次活检可以明确复发或者转移灶的 ER、PR、HER-2 及 Ki-67 情况，了解具体的分子分型，为后续的精准系统治疗提供科学依据，有利于为患者选择最合适的治疗方案。

34 什么是液体活检

随着精准医学时代的到来，靶向治疗和免疫治疗给越来越多的患者带来了更多获益，改善了患者的预后和生存。但每个人情况各异，如何确定能否应用靶向药物呢？这就需要进行基因检测。过去，通常是通过手术或穿刺的方式，对肿瘤组织进行取样、活检、切片，然后进行基因检测。但这种方式存在诸多问题，如操作有创性，操作难度和要求都比较高，并且样本量获取有限导致有时无法满足检测需求等。于是，在科学家的共同努力下，"液体活检"应运而生。

"液体活检"，是一种通过采集血液样品等非固体生物组织，检测生物标志物，对全身进行肿瘤分析的方法。简单来说，就是抽管血就可以做检测，凭借着其无创、简便、可动态监测等优势，液体活检已经在临床上广泛应用并逐步成熟。

那么，液体活检是通过什么检测肿瘤的呢？肿瘤是一种生长迅速且极具活跃的组织，不免会有一些肿瘤细胞自己跑到血液中，同时也会有一些衰老、坏死的肿瘤细胞释放出自己的DNA到血液里，这就构成了液体活检的两大样本类型：循环肿瘤细胞（CTC）和循环肿瘤DNA（ctDNA）。

CTC主要包括肿瘤原发灶和转移灶的细胞，因此，通过外周血CTC的检测，可以对肿瘤的整体情况做出判断，有利于诊断及疗效监测。ctDNA目前已成为一种有潜力的生物标志物，似乎还与"肿瘤负荷"有关，其水平随疾病严重程度而升高。此外，一些早期的肿瘤也能检测到ctDNA，表明其不仅可用来监控现有的肿瘤，还能作为筛查工具。

乳腺癌病理类型较多，分类也比较复杂，不同病理类型选用的治疗方案也不完全相同。目前，根据肿瘤细胞起源的不同，乳腺癌可分为小叶癌和导管癌；也可以根据其是否呈浸润性生长，分为原位癌和浸润性癌；或根据其分化程度，分为未分化癌、低分化癌、中分化癌和高分化癌。

各个病理类型的临床特点不完全相同。大体来讲，首先要区分是原位癌还是浸润性癌。原位癌是指癌细胞局限在上皮基底膜内，而非浸润性生长，通常发展比较缓慢，预后较好。浸润性癌是指癌细胞已经突破上皮基底膜的限制，呈浸润性生长方式，广泛侵犯周围组织，容易发生淋巴结甚至远处转移，发展相对较快，预后较差。浸润性癌又可以分为多种类型，如浸润性导管癌、浸润性小叶癌、髓样癌、大汗腺癌等。

乳腺癌病理类型有多种分型方法，目前国内多采用以下病理分型。

（1）非浸润性癌：包括导管内癌（癌细胞未突破导管壁基底膜）、小叶原位癌（癌细胞未突破末梢乳管或腺泡基底膜）及乳头乳晕湿疹样癌（伴发浸润性癌者，不在此列）。此型属早期，预后较好。

（2）早期浸润性癌：包括早期浸润性导管癌（癌细胞突破管壁基底膜，开始向间质浸润）、早期浸润性小叶癌（癌细胞突破末梢乳管或腺泡基底膜，开始向间质浸润，但仍局限于小叶内）。此型仍属早期，预后较好。

（3）浸润性特殊癌：包括乳头状癌、髓样癌（伴大量淋巴细胞浸润）、小管癌（高分化腺癌）、腺样囊性癌、黏液腺癌、大汗腺样癌、鳞状细胞癌等。此型分化一般较高，预后尚好。

（4）浸润性非特殊癌：包括浸润性小叶癌、浸润性导管癌、硬癌、髓样癌（无大量淋巴细胞浸润）、单纯癌、腺癌等。此型一般分化低，预后较上述类型差，且是乳腺癌中最常见的类型，约占80%，但判断预后尚需结合患者身体状况、疾病分期等因素。

（5）其他：罕见癌等。

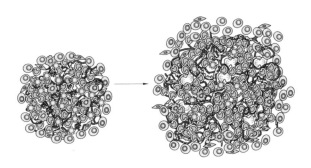

肿瘤细胞倍增示意图

36 乳腺小叶原位癌是恶性肿瘤吗

一听到"癌"这个词，大家可能马上想到"恶性肿瘤""晚期"等恐怖的字眼。可是，不是所有的"癌"都是恶性肿瘤，乳腺小叶原位癌就是一个活生生的例子。

美国国立综合癌症网络（NCCN）于2020年发布的《乳腺癌临床诊疗指南》，将乳腺小叶原位癌从乳腺癌中"踢出"，将其归为癌前病变，并建议不需要进行高强度的放疗和化疗，甚至有些类型的小叶原位癌可以不接受治疗，长期随访即可。

为什么一个"癌"沦落到如此地步，这还要从小叶原位癌的特性谈起。

乳腺原位癌，是指癌细胞局限性生长，没有突破上皮层基底膜，没有向邻近乳腺组织侵犯的一种非常早期的乳腺癌。因为停留在"原地"生长，故名乳腺原位癌。根据组织来源的不同，乳腺原位癌又分为导管原位癌（又称导管内癌）和小叶原位癌。

导管原位癌约占乳腺癌的20%，如果不经过治疗，有20% ~ 50%的风险发展为浸润性癌。浸润性癌，顾名思义，将停留在"原地"生长，变成一种恶性程度更高的肿瘤。与此相反，小叶原位癌发展为浸润性癌的风险相对较小，其发展为浸润性癌的时间可长达15 ~ 30年。一项随访时间长达24年的研究显示，小叶原位癌最终发展成为浸润性癌的概率在18%以内，显著低于导管原位癌。

不过虽然如此，也不能对它放松警惕。尽管小叶原位癌恶变的可能性相对较小，但其发生乳腺癌的概率仍高于普通人群近10倍。即使进行了手术切除，10年后复查乳腺浸润癌的概率也远高于普通人。因此，小叶原位癌仍是乳腺癌的高危因素，一旦发现，需要接受专业且规范的检查、评估和治疗指导。

乳腺疾病的影像学检查方法主要包括超声、X线检查和MRI等。不同影像学检查方法各有利弊，分别在临床运用中发挥着不同的重要作用。

（1）超声：检查方便，无辐射，且能够清楚地显示乳腺各层软组织及肿块的形态和内部结构，可以准确区分囊性和实质性病变，尤其是新的超声技术，如多普勒血流显像、超声弹性影像等可以用于鉴别良、恶性病变。

（2）X线检查：可以发现乳腺内钙化病灶，甚至是微小钙化灶，可重复性好，是乳腺疾病筛查的重要检查方法。

（3）MRI：是目前较新的乳腺疾病检查方法，可以发现乳腺内的微小病灶及多发病灶，尤其是MRI功能成像技术可以反映乳腺疾病血流动力学改变的情况；缺点是MRI设备不够普及，检查费用较高，且耗时较长。

临床实践中，医生会根据每位患者的病情特点，合理地选择超声、X线检查和MRI等方法，时常也会联合使用多种方法，以提高乳腺疾病诊断的敏感性和特异性。

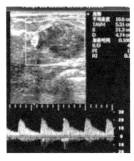 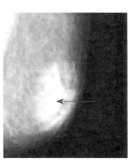 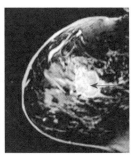

B超影像　　　　　　X线影像　　　　　　MRI影像

乳腺彩超作为乳腺癌常规筛查和乳腺正常体检的无创性检查，其重要性不言而喻。

根据乳腺B超的分类标准，可以把乳腺肿块分为7级：0级肿块，是指不能全面评价病变，需要通过其他影像学检查进一步评价。临床症状主要包括：扪及肿块或团块，未扪及肿块或团块的乳头溢液，不对称性增厚，皮肤及乳头有改变。1级肿块，是指阴性征象，即没有发现肿块，可以在12个月后再次复查。2级肿块，是指良性征象，基本可以排除恶性，也需要6～12个月进行复查。3级肿块，是指具有可能的良性征象，但是恶性危险性＜2%者，此类肿块需要3～6个月复查。4级肿块，可能是指恶性，但是恶性危险性在3%～94%，需要组织穿刺活检，其又分为4a、4b和4c三种亚类。4a是指3%～9%的恶性可能，如不典型的纤维腺瘤及其他良性病变。具有1～2项恶性征象者，但是40岁以上良性征象的实性肿块也可以归为4a。4b肿块是指10%～49%的恶性可能，中等疑似恶性病灶，具有2～3项的恶性征象。4c肿块则具有50%～94%的恶性可能，高度疑似恶性病变，恶性征象＞3项，但是尚不具备典型的恶性特点；5级肿块，是指具备典型的恶性征象，恶性危险性≥95%者；6级肿块，是指已经通过活检病理证实为恶性者。

通常，B超下定为2、3级的乳腺结节，一般考虑良性。但是良性的乳腺结节也有一定的手术指征，一般小于2 cm的良性结节，可以定期观察，通过乳腺超声或乳腺钼靶、X线片来观察结节的变化情况。如果结节大于2 cm左右，一般需要考虑手术切除。

PET的中文名称为：正电子发射型电子计算机断层，是以正电子发射体标记的葡萄糖、氨基酸、胆碱、胸腺嘧啶、受体的配体及血流显像剂等药物为示踪剂，以解剖图像方式，从分子水平显示机体及病灶组织细胞的代谢、功能、血流、细胞增殖和受体分布状况，为临床提供更多的生理和病理方面的诊断信息，因此也被称为分子显像或生物化学显像。PET的应用是核医学迈入分子核医学的新纪元。

那么，究竟什么是PET-CT检查呢？PET-CT是将PET扫描仪和先进螺旋CT设备功能进行一体化的完美融合，临床上主要应用于肿瘤早期发现和诊断。PET通过特殊的示踪剂，可以显示病灶的功能与代谢等信息，而CT提供病灶的精确解剖定位，PET-CT将两者信息融合后，可以全面了解全身的整体状况。乳腺癌^{18}F-FDG PET显像显示高代谢影像。

PET-CT可以用于乳腺癌原发病灶的诊断和转移病灶的判断。PET-CT对乳腺癌原发灶诊断的灵敏性为80%～100%、特异性为68%～100%。乳腺癌的转移灶也有高度摄取^{18}F-FDG的能力，而且一次静脉注射^{18}F-FDG可很容易地进行全身显像，所以^{18}F-FDG PET显像对乳腺癌的分期有重要价值。

PET全身显像对乳腺癌骨骼、肺、脑、肝等远处转移灶的检出具有明显的优势。^{18}F-FDG PET显像对全面、准确地了解病变累及范围和程度，以及进行临床分期具有重要价值。

PET-CT也常用于监测乳腺癌术后复发或转移，及评价疗效。乳腺癌在术后复发时，可出现肺部、骨骼、脑部等多个部位的转移，但究竟出现了哪个部位的转移，难以知晓，只能通过对所有可能出现转移的部位进行逐个筛查，才能最终得出诊断。用PET-CT进行检查，则所有器官尽收眼底。

在判断是否出现复发或转移的同时，PET-CT还可以直接显示出病灶的代谢特点，由于恶性病灶大多数表现为高代谢，良性病灶大多数表现为低代谢，所以PET-CT可以鉴别出那些假阳性的病灶，避免误诊、误治。

但PET-CT检查也有不足之处，一是其价格昂贵，设备普及率低，二是有部分肿瘤PET-CT是无法显影的。对于乳腺癌来说，晚期乳腺癌如果怀疑有转移，病灶位置又不适于做穿刺活检时，PET-CT可以通过该病灶的代谢情况，帮助诊断是否转移。另外，也可以一次性评估全身其他脏器是否有转移灶。因此，在晚期乳腺癌的诊断中，PET-CT有一定的应用价值。

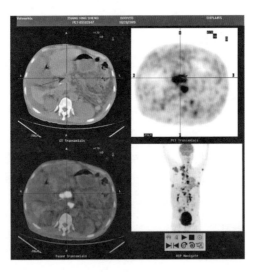

乳腺癌PET-CT影像

科学家一直都在进行着不懈的努力，想通过从患者身体里抽出少量血液，检测其中某种"标志物"的表达水平，以判断患者是否患有某种癌症。但截至目前，由于以下两方面的原因，血清肿瘤标志物的临床应用还远未完善。

一方面，肿瘤标志物存在"假阳性"和"假阴性"的问题：所谓"假阳性"，是指受检者并未患癌症，却因为炎症等因素造成了"标志物"的升高，出现了阳性误判；所谓"假阴性"，是指受检者患有癌症，但"标志物"仍处在正常范围，出现了阴性误判。

另一方面，现有的绝大多数血清肿瘤标志物还不能做到组织器官特异性，也就是说，指标高了，但却不能准确知道是哪个器官出现了问题，还需要进一步采用影像学等方法进行排查。因此，目前的血清肿瘤标志物的敏感性和特异性都是相对有限的。

然而，血清肿瘤标志物对于癌症的早期诊断、预后判断和疗效判断，仍然具有较为重要的意义。很多癌症在发病的早期，即使患者还没有任何症状和体征，隐藏的癌症病灶已经释放了少量产物到血液里。在癌症筛查时，如果发现了这些标志物升高，可以引起医生和患者的警惕，进行深入的检查，帮助早期诊断癌症。

另外，在诊断时，那些血清肿瘤标志物升高幅度较大的患者，其生存预后的情况要差于那些血清肿瘤标志物升高幅度较小的患者。如果患者在接受治疗后，其原本升高的血清肿瘤标志物出现下降，甚至下降到正常范围内，则提示患者目前接受的治疗方案是有效的，可以维持原方案继续治疗；反之，则提示疗效欠佳，需调整治疗方案。

目前，乳腺癌患者常用的血清肿瘤标志物包括CA15-3、癌胚抗原（CEA）等，上述有关血清肿瘤标志物的特点，均适用于乳腺癌患者常用的CA15-3、CEA等。

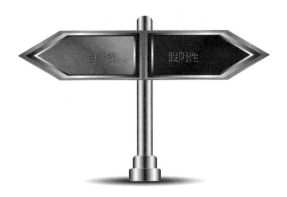

肿瘤标志物会出现"假阳性"和"假阴性"

随着医学技术的不断进步，肿瘤已经如同高血压、糖尿病一样，成为"慢性病"，肿瘤的治疗也从经验医学时代、循证医学时代，发展到精准医学时代，其中一个很重要的产物便是基因检测。

那么，哪些人需要做乳腺癌的基因检测呢？简单地说，主要是以下三类。

第一类是尚未发生乳腺癌的高危女性。新的诊疗指南中指出，自己或家族中有人患乳腺癌、卵巢癌、输卵管癌或腹膜癌，或祖辈携带 *BRCA1/2* 基因突变的，应咨询医生使用家族风险评估表进行评估，如果危险因素评分较高，需进行遗传咨询，并根据咨询结果决定是否需要基因检测。

第二类是早期乳腺癌。早期乳腺癌多基因检测（MGA），是通过检测与肿瘤生长调控相关的代表性基因的表达水平，建立数学模型，从而对乳腺癌的预后进行预测并指导治疗决策的制订。最新的诊疗指南已将多基因检测列为预后分期的 I 类推荐证据。

第三类是晚期乳腺癌。对于晚期乳腺癌，基因检测的重要性更加不言而喻。此时需要检测更多的基因，如二代测序（NGS）大 Panel 基因检测，甚至是全基因组测序，这样才可能更全面地了解肿瘤生长的机制，找到驱动肿瘤生长的靶点，从而有效地指导治疗决策的制订。

早在21世纪初，癌症的诊断和治疗就早已开始践行"精准医学"的理念，即"规范化基础上的个体化治疗"。

在"精准医学"的践行中，对每位患者进行精确的分型，分型的参数包括性别、年龄、全身状态、临床表现、实验室检查指标、疾病分期等，其中最重要的参数之一，便是"基因分型"。在精确分型的基础上，"因型施治"，以获得相对最佳的疗效和发生相对最少的副作用。在乳腺癌的诊治过程中，*HER-2*是乳腺癌生物学特性的重要诊断指标，也是治疗的重要靶点。

HER-2全称是人表皮生长因子受体2，*HER-2*基因又叫*Neu*基因，或者*CerbB-2*基因，约有20%的乳腺癌患者存在*HER-2*基因扩增。*HER-2*阳性乳腺癌患者，复发和转移风险较高，无病生存率较低。可喜的是，目前已有针对*HER-2*靶点的药物，如曲妥珠单抗等，可有效地降低癌症复发和转移的风险，并已广泛地应用于*HER-2*阳性乳腺癌的治疗。

由于只有*HER-2*基因扩增和蛋白过度表达的乳腺癌患者曲妥珠单抗才有效，所以检测乳腺癌的HER-2状态至关重要。病理明确诊断为乳腺癌的患者均应检测HER-2蛋白和基因状态。复发和转移的患者应再对复发癌、转移癌进行检测。一般免疫组化法用来检测HER-2受体蛋白过度表达，而荧光原位杂交（FISH）是目前*HER-2*基因扩增水平的金标准。当免疫组化法检测HER-2受体蛋白过度表达3+者可直接应用曲妥珠单抗；对于HER-2受体蛋白表达＜3+者，须用FISH法进一步进行*HER-2*基因扩增检测。

乳腺癌21基因检测主要是对乳腺癌患者肿瘤组织中的特异性基因表达水平进行测定，这些基因包括16种乳腺癌相关基因和5种参考基因，再通过计算公式转化为复发风险评分（RS评分），并通过评分对乳腺癌患者的复发风险、预后检测及治疗提供指导信息。

21基因检测将复发风险评分作为复发风险的判定指标，复发风险评估结果分为低、中和高三个等级。评分越低，乳腺癌复发的概率越低，相应地从化疗中获益也越小。根据不同复发风险等级选择是否进行化疗，复发风险评分为低风险（RS＜18分）时谨慎化疗；复发风险评分为高风险（RS≥31分）时采取辅助性化疗会更有效；复发风险为中风险（18分≤RS＜31分）时应充分考虑临床/病理因素后决定是否增加或减少化疗。

乳腺癌70基因检测是通过分析70个主要集中于增殖、侵袭、转移、机制完整性和血管生成相关的基因，来确定早期乳腺癌远处转移风险，为乳腺癌患者个体化治疗提供依据。70基因检测结果有两种：正分为低风险，不接受辅助化疗也能达到很好的长期预后；负分为高风险，建议进行术后辅助化疗。

21基因检测与70基因检测不可相互替换，因为这两种检测提供了患者不同信息。21基因检测是对人群进行分层，筛选出基因高危人群实施化疗；70基因检测是对既定的临床高危进行检测，筛选出基因低危人群豁免化疗。当21基因检测为"中度复发风险"，这部分患者无法明确是否加化疗时，可以通过70基因检测进行辅助治疗建议。

乳腺是女性内分泌的靶器官，在雌激素和孕激素的作用下，乳腺完成发育到哺乳的过程，而雌激素和孕激素要想发挥作用需要与细胞表面的一种特殊结构——激素受体相结合，ER、PR分别代表雌激素受体和孕激素受体。检测乳腺癌细胞的ER和PR，可以帮助判定该肿瘤是否对内分泌治疗敏感，进而指导临床治疗。

乳腺癌HER-2是表皮生长因子受体家族的一员，此家族在细胞信号转导中发挥重要作用，是细胞生长、分化及存活的重要调节者，HER-2阳性乳腺癌是指*HER-2*基因扩增/过表达的乳腺癌，被称为最凶险的乳腺癌，在乳腺癌中有20%～30%是HER-2阳性，与普通乳腺癌相比，HER-2阳性会刺激癌细胞疯狂增长、分裂更快，使其侵袭性增强，这就意味着肿瘤进展加快，更容易复发和转移。

Ki-67与肿瘤细胞增殖及侵袭转移密切相关。Ki-67是重要的乳腺癌预后指标，其高水平表达可反映肿瘤细胞的增殖和侵袭能力强，恶性程度高。

目前的国际共识认为，根据患者ER、PR、HER-2及Ki-67的阳性状态进行分子分型，分为管腔A型、管腔B型（分为HER-2阴性和HER-2阳性）、HER-2过度表达型和三阴性型，不同分型的乳腺癌患者接受的治疗方式也不同。管腔A型患者术后以内分泌治疗为主；管腔B型中HER-2阳性型可以运用内分泌治疗、化疗及靶向治疗，而HER-2阴性型则以内分泌治疗和化疗为主；HER-2过表达型以靶向治疗为主，也可同时联合化疗；三阴性型目前以化疗为主。由此可见，检测患者激素受体（ER、PR)及HER-2蛋白是患者术后接受个体化治疗所必需的。

45 如何区分乳腺癌术后复发的高、中和低风险

说到癌症与生存的关系，不得不提"5年生存率"这个指标。它是指癌症患者经过综合治疗后生存5年以上的比例。为什么要看5年生存率？因为约90%的肿瘤复发、转移发生在5年之内，若是5年内没有复发、转移，以后复发、转移的概率就小得多。这是评估疗效一个很好的指标，乳腺癌也不例外。那么如何尽早地预测乳腺癌的复发风险呢？

乳腺癌复发危险分级标准如下。

（1）低度危险：当腋窝淋巴结处于阴性（未转移）时，具有下列特征：肿瘤直径＜2厘米，分期为1级，没有广泛的肿瘤周围脉管浸润，ER和/或PR（＋），无 HER-2/Neu 基因扩增或蛋白过表达，年龄≥35岁。

（2）中度危险：淋巴结阴性且至少具有一项下列特征：肿瘤直径≥2厘米，分期为2～3级，有广泛的肿瘤周围脉管浸润，ER和/或PR（－），HER-2/Neu 基因扩增或蛋白过表达，年龄＜35岁。当腋窝淋巴结有1～3枚转移时，具有下列特征：ER和/或PR（＋），无 HER-2/Neu 基因扩增或蛋白过表达。

（3）高度危险：淋巴结阳性但是淋巴结转移数量不超过3个时，同时具有下列特征之一：ER和/或/PR（－），或 HER-2/Neu 基因扩增或蛋白过表达。或淋巴结阳性数量较多（淋巴结转移数量超过4个）。

46 乳腺癌是如何进行临床分期的

经常有患者及家属会问这样一个问题："医生，我的病是早期还是晚期啊？"要回答这个问题，其实并不简单。

（1）分期标准：乳腺癌临床分期采用的是国际统一的标准，主要的分期依据包括"肿块大小（T）""淋巴结转移情况（N）"及"有无远处转移（M）"三个指标。在这三个指标中，每个指标又可以细分为很多"亚指标"。

1）当原发部位的癌瘤长径小于或等于2厘米时，记为T_1；当该指标大于2厘米，但小于或等于5厘米时，记为T_2；当该指标大于5厘米时，记为T_3。

2）当同侧腋窝无肿大淋巴结时，记为N_0；当同侧腋窝有肿大淋巴结，尚可推动时，记为N_1；当同侧腋窝肿大淋巴结彼此融合，或与周围组织粘连时，记为N_2。

3）无远处转移，记为M_0；有远处转移，记为M_1。

基于T、N、M三个指标细分"亚指标"的状况，可有很多种"排列组合"的模式，可根据临床分期标准，将病情分为Ⅰ期、Ⅱ期、Ⅲ期、Ⅳ期，各期还可以再具体细分。乳腺癌的临床分期对于指导患者治疗和判断预后有着重要的意义。

（2）国际分期法：国际抗癌协会建议的分期法内容如下。

T_0：原发癌瘤未查出。

Tis：原位癌（非浸润性癌及未查到肿块的乳头乳晕湿疹样癌）。

T_1：癌瘤长径小于或等于2厘米。

T_2：癌瘤长径大于2厘米，但小于或等于5厘米。

T_3：癌瘤长径大于5厘米。

T_4：癌瘤大小不计，但原发病灶侵及皮肤或胸壁（肋骨、肋间肌、前锯肌），炎性乳腺癌亦属之。

N_0：同侧腋窝无肿大淋巴结。

N_1：同侧腋窝有肿大淋巴结，尚可推动。

N_2：同侧腋窝肿大淋巴结彼此融合，或与周围组织粘连；或临床发现的内乳淋巴结转移而没有腋淋巴结转移的证据。

N_3：有同侧胸骨旁淋巴结转移，有同侧锁骨上淋巴结转移。

M_0：无远处转移。

M_1：有远处转移。

（3）乳腺癌分期：根据以上情况进行组合，可把乳腺癌分为以下各期。

0期：$Tis N_0 M_0$。

Ⅰ期：$T_1 N_0 M_0$。

Ⅱ期：$T_{0\sim1} N_1 M_0$，$T_2 N_{0\sim1} M_0$，$T_3 N_0 M_0$。

Ⅲ期：$T_{0\sim2} N_2 M$，$T_3 N_{1\sim2} M_0$，T_4 任何 N、M_0，任何 T、N_3、M。

Ⅳ期：包括 M_1 的任何 T、N。

47 乳腺癌的临床分期有什么意义

在明确乳腺癌诊断时，医生会对患者的全身状况进行全面的了解，并进行精确的分期，这可为相对准确地判断生存预后、制订相对最佳的治疗策略及判断治疗的效果等奠定基础。

（1）从判断生存预后的角度：临床分期非常必要，分期越早，则"总体"预后越好，而分期越晚，则"总体"预后越差。例如，肿块≤2厘米的乳腺癌患者生存率高，而肿块＞5厘米的，生存率低；无腋淋巴结转移的患者无病生存率高，有转移的患者生存率低。这里需要指出的是，预后判断是一个总体的概念，亦会出现少数患者即使分期较晚，经过积极有效的治疗，获得了长期的生存；而也有少数患者即使分期较早，因为没有得到及时正确的诊治，生存预后也不尽如人意。

（2）从制订最佳治疗策略的角度：早期的患者可能通过接受手术治疗及术后的辅助治疗而获得根治，而晚期的患者需要通过积极有效的内科治疗，如化疗、内分泌治疗、靶向治疗等，并在必要时配合放射治疗来延长寿命，争取最好的疗效。

（3）从判断治疗效果的角度：如果经过积极的治疗，尤其是经过化疗等内科治疗，患者的临床分期较前降低（病情好转，依据患者新的影像学检查，分期提前，即"降期"，如从Ⅲ期降到Ⅱ期），则有可能使得原来不具有手术切除机会的患者重新获得宝贵的手术切除机会，或者使原本切除较为困难的病灶更易切除，使得原本不能保乳的患者获得保乳的机会。相反，如果在治疗后临床分期较前升高，则提示疗效欠佳，需要及时调整治疗方案。

48 何为早期乳腺癌？能治愈吗

对于什么是早期乳腺癌，迄今为止尚无明确定义。多数学者认为早期乳腺癌的原发肿瘤应小于2厘米，无腋淋巴结转移，无远处转移，其中包括非浸润癌。近年来，随着保乳手术的开展与普及，有些人结合病理组织学所见，把早期乳腺癌扩大到肿瘤直径小于3厘米，同侧腋淋巴结没有转移或仅有轻微转移，无远处转移的患者。

早期乳腺癌往往不具备典型症状和体征，不易引起重视，常通过体检或乳腺癌筛查发现。若出现乳腺单发、质硬、边缘不规则、表面欠光滑的无痛性肿块，乳头溢乳，乳头、乳晕异常或乳腺皮肤出现一个小凹陷（酒窝征）等体征须考虑乳腺癌可能，钼靶、超声、磁共振成像、PET-CT等可协助诊断，必要时明确病理。

对于早期乳腺癌患者来说，只要接受了正规的治疗，术后又能够按时进行复查及随访，绝大多数患者都能够达到长期存活。另外，早期乳腺癌患者可以选择保留乳腺的"保乳切除术"，与将乳腺切除的所谓"改良根治术"相比，保乳手术能够达到相同的效果，90%以上可获得长期治愈，这对于爱美的女性来说无疑是一个福音。

正是因为早期乳腺癌的预后良好，且能够通过保乳手术治愈，医学家也在探索是否能够在手术前通过化疗、靶向治疗，甚至内分泌治疗，将原本不属于早期乳腺癌的患者变成早期乳腺癌，继而采用和早期乳腺癌同样的治疗方法达到与早期乳腺癌相同的疗效。经过多年的努力，目前已经能够通过所谓的"新辅助治疗"降低乳腺癌的分期，进而采取保乳手术，然后再通过辅助化疗等手段在成功保留乳腺的同时治愈疾病。相信随着医学的进步，这种"变晚为早"的"神来之笔"将会惠及更多的患者。

乳腺癌是一种异质性疾病，即使同样是中晚期乳腺癌，其生存时间也有较大差异。因此，很难对个体精确地预计生存期。临床上，医生往往是根据既往的相同分期患者的平均生存数据来估计某个个体的生存情况。

临床医生常提到的"中位生存期"是一个统计学上的概念，是指在一个群体中从短到长排序，最中间的那个患者的生存时间，可以用来反映群体的生存情况。例如，有99名患者进入严格的临床观察，生存期最短的患者是6个月，而生存期最长的患者是20年，我们就很难用6个月或者20年来估计其余患者的生存期，这时最具有参考价值的就是第50个人的生存时间，即中位生存期。

对于中晚期乳腺癌来讲，不同患者的中位生存期差别很大，一般来说，激素受体阳性的乳腺癌，其发展相对较慢，容易发生骨转移，对内分泌治疗的反应较好，生存时间相对较长。HER-2阳性乳腺癌及三阴性乳腺癌发展较快，容易发生实质性脏器转移，预后相对较差。

虽然中晚期，尤其是晚期乳腺癌无法治愈，但针对HER-2阳性乳腺癌，有曲妥珠单抗、拉帕替尼等靶向治疗药物，并取得不错的疗效。对于三阴性乳腺癌来说，也正在不断研发新的治疗药物。因此，对于不同类型的乳腺癌来说，其治疗效果都在不断进步，争取早日实现"带瘤生存"。

乳腺癌即使手术达到了完整切除，术后又接受了化疗、放疗、内分泌治疗等综合治疗，还是有可能会出现复发。因此，对于乳腺癌患者来讲，正规的术后随访、复查尤为重要。一般来说，乳腺癌患者在手术切除后，剩余乳腺也有再发乳腺癌的风险，所以乳腺癌术后的患者还是要定期自检剩余乳腺，看是否有异常的包块、乳头溢液等情况，一旦发现则需要及时就诊。

此外，乳腺癌术后如果发生转移的话，比较容易出现的部位是肺部、淋巴结、骨骼和脑。早期的肺部转移可能没有症状，或是出现咳嗽、胸闷等表现，一旦出现则要警惕乳腺癌转移，需及时就医，如果没有相应症状的话也需要按照医生的要求按时复查胸部影像学检查，最好是做胸部CT以明确是否有肺部转移；淋巴结转移的主要表现是在淋巴引流区域出现异常的肿块，可通过自己的触摸来早期发现，重点部位是腋下、锁骨上和颈部的淋巴结，当然定期的B超检查则更加确切；骨转移往往会出现局部疼痛的症状，如有疼痛则需要行骨扫描或者是局部的影像学检查来明确；而颅内转移的主要症状可能是头晕、头痛，或是言语、运动或感觉障碍，严重者还可能出现意识障碍，表现为喜欢睡觉、不大搭理别人等，一旦出现上述表现则要及时寻求医生的帮助，做头颅MRI来明确诊断。

当然，肿瘤标志物，尤其是CEA和CA15-3这两个指标对于乳腺癌术后的患者来说也非常重要，这两个肿瘤标志物可能在出现临床症状之前便出现变化。

综上所述，监测乳腺癌的复发需要大致了解复发相应的表现，一旦出现征兆应及时就诊。此外，还需要按照医生的要求定期监测血肿瘤标志物的变化和进行相应的体格检查、影像学检查。一般来讲，手术后前2年内每4～6个月随访一次；术后第3～5年，每半年随访一次；5年以后，每年随访一次，直至终身。随访内容包括医生询问病史、相应的体格检查、肿瘤标志物的复查、胸部CT、乳腺钼靶、乳腺及淋巴结B超和腹部B超等。

对于乳腺癌患者来说，手术及术后的综合治疗只是抗癌治疗路程中的一步，术后积极的随访复查也是必须重视的问题。

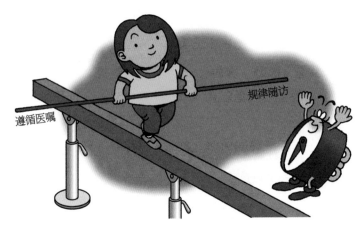

术后积极随访和复查很关键

乳腺癌常见的转移部位包括骨、淋巴结、肺、肝、脑等。不同分子分型的乳腺癌，其转移部位也不完全一样。

（1）骨转移：多发生于脊柱、骨盆、肋骨等，主要表现为局部疼痛。发生在脊柱的转移主要表现为转移病灶周围的疼痛，如颈肩痛或腰背痛，如果转移病灶导致椎体不稳定甚至骨折，压迫了神经或脊髓后则可出现轻者四肢放射性疼痛，重者四肢活动障碍、大小便困难甚至是截瘫的症状。发生在四肢负重骨骼的转移除了引起局部疼痛之外，严重者还可能发生病理性骨折，导致局部剧烈疼痛，相应肢体活动障碍。

（2）淋巴结转移：多见于腋淋巴结和锁骨上淋巴结肿大，表现为局部异常肿块，多无疼痛、发热等症状，往往是无意中触及，或是在随访复查时发现。

（3）肺转移：小的肺转移病灶可能不会有任何临床表现；病灶较大或者邻近气道时可能出现刺激性干咳的症状；部分病灶邻近胸膜，可能导致胸痛；病灶阻塞大气道后可能引起肺不张和阻塞性肺炎；病灶出血可能引起咯血；如果肺不张范围大或胸腔转移引起大量胸腔积液则可表现为呼吸困难。

（4）肝转移：小的肝转移也可无症状，在随访复查中通过 B 超或其他影像学检查发现；肝转移病灶较大或数量较多时则多表现为肝区不适、疼痛、腹胀等，晚期可有肝功能受损的表现；当转移病灶压迫胆道，引起胆汁引流不畅时则会表现为胆红素升高。

（5）脑转移：非功能区域转移病灶的主要影响是转移导致的颅内水肿和颅内压增高，表现为头痛、恶心、喷射性呕吐和精神状态改变等；功能区域的转移病灶则视转移病灶的部位引起语言、运动或者感觉功能的异常。特别需要提到的是乳腺癌患者如果出现癫痫发作，应警惕颅内转移肿瘤。

　　一般认为，骨、淋巴结等转移是非致命的；而肺、肝、脑等脏器转移，严重者可有生命危险。

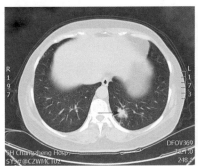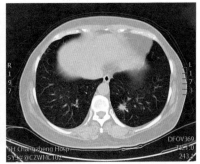

乳腺癌肺转移

52 为什么说乳腺癌有望成为慢性病

慢性病是对一类起病隐匿、病因复杂、病程长，且病情迁延不愈的疾病的概括性总称，如高血压、糖尿病等都属于慢性病。早在2006年，世界卫生组织建议，将昔日"绝症"——癌症（恶性肿瘤）改称为慢性疾病。现在看来，这一目标在乳腺癌患者中极有可能实现，原因如下。

首先，乳腺癌预后良好。从发病上来看，乳腺癌的部位表浅，容易被早期发现，早期发现后经过适当的治疗，肿瘤完全可以被治愈，进而长期存活，而在长期存活的过程中需要监测乳腺癌是否复发和转移，这当然是一种慢性病的状态。即便乳腺癌的分期较晚，无法根治，也可以通过综合治疗的方法使患者的生存期明显延长，随着治疗技术的不断进步，晚期乳腺癌的中位生存期还会进一步延长。从这个角度来看，即便是不能手术根治的乳腺癌患者也有望长期存活而归为慢性病。

其次，乳腺癌治疗方法较多、治疗时间长。例如对内分泌治疗敏感的乳腺癌切除术后患者需要口服5年甚至更长时间的内分泌治疗药物；晚期乳腺癌患者需要长期使用内分泌治疗的药物或者反复使用化疗药物，这种持续地使用药物来控制疾病正是慢性病的特征。

因此，我们有理由相信恶性肿瘤也和高血压、糖尿病等其他慢性病一样，是可以防、可以治的。尤其是乳腺癌，在恶性肿瘤中预后相对较好，人类对于乳腺癌的认识也相对全面，治疗乳腺癌的药物不断推陈出新，相信总会有一天，乳腺癌会成为像高血压、糖尿病一样的慢性病。

治疗课

53 乳腺癌能根治吗

谈论这个问题的前提是要了解"根治"的概念。从字面上理解，"根治"就是把疾病"除根"了，治疗过后就不会有复发、转移之虞。就目前的诊治水平而言，可以根治的乳腺癌主要是指早期的乳腺癌，经过手术、放疗、术后的辅助内分泌治疗、化疗及靶向治疗等综合治疗之后，乳腺癌是可以被"除根"的。对于晚期肿瘤而言，我们常说临床治愈，临床治愈是指疾病虽然没有彻底治愈，但是症状可以得到控制，不会继续表现出相应的症状和体征，明显改善了患者生存质量。世界卫生组织指出，癌症在治疗后能够5年以上没有出现复发、转移，就认为是临床治愈。值得高兴的是，根据最新报道乳腺癌的治愈率可以达到89%。

既然乳腺癌可以根治，为什么无论多么早期的乳腺癌，手术后医生总是要叮嘱患者按时随访、定期复查呢？这主要是基于两方面的考虑。首先，即便是早期乳腺癌，经过标准治疗后绝大多数患者能够达到根治，但有少数患者仍会出现复发和转移，而对这部分患者早期发现并进行适当处理是必要的。其次，乳腺癌的发病是遗传因素、环境因素和个体因素等叠加一起导致的，按照"种子和土壤"学说，一旦土壤出了问题，就很容易再次出现新的乳腺癌。也就是说，即便是早期乳腺癌患者经过手术等治疗，此次肿瘤被根除了，但由于个体易感的原因，可能还会有新的肿瘤再次出现，因此定期的复查显得尤为重要。

54 什么是乳腺癌的个体化治疗

所谓个体化治疗，指的是个别对待，每个人的治疗方式都不完全相同，即所谓的量身定做。为什么要实施个体化治疗呢？我们知道，随着人们对肿瘤认识的深入，根据不同的病理亚型、不同的分子表达，又将肿瘤区分为若干亚类别。每一亚类各有各自的特点，其治疗模式截然不同。另外，即使分子亚类相同，其临床分期也不一定相同，治疗方法的选择也不尽相同。再次，每个患者自身情况也不相同，对不同药物的耐受性、不良反应也都不相同。

个体化治疗有狭义和广义的概念。

狭义的个体化治疗即分子分型，有了个体化分型，就可以应用有明确治疗效果的药物。个体化治疗更多的是分子分型时代的分类治疗。如果说得更深一点，个体化治疗在乳腺癌中，除了分子分型，还有很多的细胞通路、新的基因、非编码RNA等，将来可能指导医生对每一位乳腺癌患者的肿瘤细胞有细致入微的了解，进而指导临床医生进行针对性的治疗。

广义的个体化治疗也有很多，对于外科医生来说，可以给患者做乳腺重建、乳腺切除、保乳手术，也可以做预防性的乳腺切除，如有基因突变可以行双侧同时切除。个体化治疗还要解决患者的心理问题，给患者做心理疏导。

总之，临床医生要综合患者的分子分型、临床分期、对药物的耐受性及不良反应、心理、经济学等多方面因素，从战略上重视诊疗方法的选择，从战术上谨慎选择具体治疗模式，为患者"量体裁衣"，制订最佳的个体化治疗方案。

所谓手术治疗，也就是我们日常所说的"开刀"，将肿瘤切掉。近年来，随着乳腺癌患者发病的年轻化，其外科的手术治疗也发生了巨大的变化，目前已经历了根治手术、扩大根治手术、改良根治手术和保乳手术几个阶段，随着人们对乳腺癌的认识不断加深及患者对医疗技术水平的要求不断提高，目前改良根治术和保乳手术在临床上应用得最为广泛。

改良根治术一直是我国临床上应用最广的术式。其损伤相对较小，能更好地保留患肢功能及胸廓外形，患者能尽快恢复，术后早期即可开始其他综合治疗，能更好地从多方面治疗乳腺癌，因此受到外科医生的青睐。改良根治术分为Ⅰ式、Ⅱ式，Ⅰ式主要适用于恶性肿瘤距乳头＜3厘米的Ⅰ期、Ⅱ期乳腺癌，未触及腋淋巴结，且胸大肌未受累者。Ⅱ式适用于腋淋巴结有较多转移和明显肿大，与胸大肌无粘连的临床Ⅰ期、Ⅱ期乳腺癌患者。

保乳术，顾名思义就是保留乳腺的手术。既要保留女性自信象征的乳腺，又要确实地切除肿瘤，减少转移和复发，这个问题一直是乳腺外科医生积极思考和探索的。近年发展起来的保乳术，很好地解决了部分患者的需求，因而受到越来越多医生和患者的青睐。

总之，手术是治疗乳腺癌的主要手段，至于是选择改良根治术还是保乳术，医生需结合患者自身情况及患者意愿，综合考虑，给予个体化选择。

56 什么是"新辅助化疗""辅助化疗""姑息化疗"

化疗分为广义与狭义的概念，广义的化疗是指所有利用化学合成的药物进行针对疾病的治疗，例如，细菌感染使用抗生素、消化道疾病使用抑制胃酸的药物等；狭义的化疗特指使用化学合成的药物治疗肿瘤，平常我们所说的化疗往往是指第二个概念。化疗又根据其目的分为新辅助化疗、辅助化疗和姑息化疗（又称挽救性化疗）。

（1）新辅助化疗：是指在实施乳腺癌手术前进行的化疗，主要目的有三个。第一，通过使用敏感的化疗药物在手术前杀灭肿瘤细胞，能够减小原发灶的体积，使得本来无法手术的患者能够接受手术，或使得本来创伤较大的手术变为创伤较小的手术（例如，从无法保留乳腺到能够保留乳腺）；第二，通过新辅助化疗杀伤微小转移病灶，减少手术后远处转移的风险；第三，部分患者手术后可以根据病理情况明确新辅助化疗疗效如何，有助于进行辅助化疗的药物选择。

（2）辅助化疗：乳腺癌手术后所接受的全身化疗称为辅助化疗。辅助化疗的主要目的是杀灭手术无法清除的微小病灶或隐匿的远处转移病灶，从而降低肿瘤的局部复发和远处转移概率。

（3）姑息化疗：乳腺癌一旦无法手术根治，或手术后出现了复发和远处的转移，此时所接受的化疗即姑息化疗。姑息化疗的主要目的是控制肿瘤，延缓肿瘤的生长速度，最终达到提高患者生活质量和延长患者生存期的目的。

其实，并不是所有患者都需要辅助化疗，是否需要化疗得根据乳腺癌的复发风险等进行评估。2013年StGallen共识根据基因分析或者免疫组化结果将乳腺癌分为不同亚型，而这些亚型有着不同的生物学特性，对局部和全身治疗的敏感性和效果也不同。为方便临床运用，共识强调根据临床病理，结合基因分析结果来进行亚型分类。

根据激素受体、HER-2和Ki-67状态分为四大亚型：Luminal A型、Luminal B型、HER-2过度表达型、三阴性型。① Luminal A型：雌激素受体（ER）和孕激素受体（PR）阳性，HER-2阴性，Ki-67＜14%。② Luminal B型分为HER-2阴性型和HER-2阳性型，HER-2阴性型：ER阳性和HER-2阴性，且PR阴性或Ki-67≥15%；HER-2阳性型：ER阳性和HER-2过表达，无论PR和Ki-67的状态。③ HER-2过度表达型：HER-2过表达，ER和PR阴性；④ 三阴性型：ER和PR阴性，HER-2阴性。

一般情况下，亚型分类决定全身治疗策略。Luminal A型乳腺癌通常存在内分泌依赖，化疗敏感性差；Luminal B型，虽然ER阳性，但内分泌依赖性较差，需要化疗；三阴性型乳腺癌不依赖内分泌治疗，目前没有明确有效的分子靶向治疗，更需要化疗；HER-2过度表达型适合化疗联合曲妥珠单抗治疗。但在决定是否进行术后辅助化疗时，还是要强调临床病理分期的重要性，如腋窝淋巴结阳性、21基因或70基因检测复发风险高等因素依然是决定化疗的重要因素。所以不是所有患者都需要进行化疗，是否需要化疗还应在医生的指导下进行。

"一线""二线"和"三线"化疗，主要是指晚期乳腺癌的姑息化疗方案的选择。举个例子，如果把乳腺癌视为敌人的话，化疗药物就是上战场杀敌的士兵，第一拨派出去的就是一线化疗方案，接下来是二线化疗方案，以此类推。由于乳腺癌的化疗方案有很多种，对某位患者而言，医生要根据患者的身体状况、疾病的具体情况、临床分期等，采取相应的化疗方案，具体如下。

所谓的一线化疗方案，是指针对某位患者，基于其年龄状况、临床分期、病理类型、基因分型等多种因素，应首先选择的相对最优方案。在晚期乳腺癌患者中，化疗的主要药物包括蒽环类（多柔比星、表柔比星）、紫杉类（紫杉醇、多西他赛）、抗代谢药物（卡培他滨、吉西他滨、氟尿嘧啶）、环磷酰胺、抗微管类药物（长春瑞滨、艾日布林）等。针对HER-2过表达的乳腺癌患者，可选的靶向治疗药物还包括曲妥珠单抗、帕妥珠单抗、拉帕替尼和T-DM1。医生会根据患者自身的情况和肿瘤的情况在上述药物中选择适当的药物进行组合，构成一线化疗方案。

所谓的二线化疗方案，是指一线方案被证实在初始使用时即失败或在治疗过程中逐渐耐药后，所更换的治疗方案。一般来说，二线化疗需要考虑一线化疗使用的药物，在未使用的药物中或是从不同的治疗机制出发选择合理的药物组成二线方案。三线方案及后续的方案以此类推。

最佳化疗方案的选择，看似简单，实际需要融合医学进展、患者体力状况甚至社会人文等多种因素，医生要将疗效、临床证据、不良反应、效价比等考虑在内，也是对医生治疗理念和治疗水准的巨大挑战。

一般来说，随着化疗线数的增加，方案的有效率会递减，因此，如何克服乳腺癌的耐药、深入理解乳腺癌的发病和耐药机制及开发新的药物一直是科学家们希望解决的问题，并为此进行了诸多努力，希望所取得的成果能够早日应用于临床，为乳腺癌患者造福。

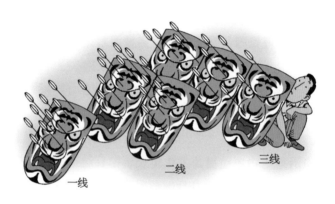

一线　　二线　　三线

"一线""二线"和"三线"化疗如同三道防线

59 什么是多学科协作诊疗（MDT）

乳腺癌是目前我国女性发病率最高的恶性肿瘤，虽然手术、化疗、放射疗法、内分泌治疗及靶向治疗等综合治疗手段已深入人心，但由于我国地区差异明显，不同地区乳腺癌的早诊率、病期构成及治疗效果存在一定差别。因此，乳腺癌的诊治仍需要进一步规范与提高。

20世纪90年代，美国率先提出"多学科协作诊疗"（简称MDT）的概念，即多学科专家组协作的综合治疗模式，在该模式下，来自外科（乳腺外科）、内科（肿瘤科）、放疗科、放射科、病理科等多个科室的专家组成一个比较固定的治疗团队，针对某个患者的病情，通过定期、定时的专家会诊形式，提出适合患者目前病情的最佳治疗方案，继而由主管该患者的学科单独或多学科联合严格执行该治疗方案，同时定期对患者的治疗反馈进行质量评估和优化，不断修正现有的诊疗模式。

在欧美国家，多学科协作诊疗已成为一种常态，英国甚至已经立法，每一位癌症患者都需经过MDT综合治疗。目前，MDT诊疗已成为中国肿瘤治疗的主流趋势。

总的来说，MDT诊疗模式是以患者为中心，将多学科的诊治优势强强联合，以期达到临床治疗的最大获益。简单地说，就是让每个患者获得最适合他（她）的治疗措施。

乳腺癌的内分泌治疗是利用调控人体内分泌的激素来进行治疗的方法。内分泌治疗是乳腺癌的一大特色，也是乳腺癌的整体治疗疗效优于其他肿瘤的重要原因之一。

我们知道，乳腺细胞中存在雌激素和孕激素受体，在女性不同的生理状态下激素水平会随之发生变化，与此同时乳腺上皮细胞也会随激素水平的变化而出现相应的改变。乳腺癌细胞同样具有内分泌受体，研究表明大约有2/3的乳腺癌细胞含有一定量的雌激素受体（ER），40%～50%的乳腺癌含有孕激素受体（PR）。因此ER或PR阳性的乳腺癌对激素治疗敏感，这便构成了乳腺癌内分泌治疗的基础。

乳腺癌的内分泌治疗的适应人群较为广泛，理论上只要雌激素受体或孕激素受体阳性的患者均可以接受内分泌治疗，当然内分泌治疗的具体时机和使用方式、方法需要医生根据患者的具体情况灵活选用。内分泌治疗的方式有以下几种。

（1）抗雌激素药物：包括他莫昔芬（三苯氧胺）、托瑞米分等。

（2）芳香化酶抑制剂：包括来曲唑、阿那曲唑和依西美坦。

（3）卵巢功能抑制：卵巢是女性重要的内分泌器官，绝经前女性的雌激素主要由卵巢产生，在一部分乳腺癌患者中需要抑制卵巢功能，从而发挥抗肿瘤的作用，其方法包括卵巢手术切除、卵巢放疗和使用药物如戈舍瑞林等。

（4）其他：如孕激素（甲羟孕酮和甲地孕酮）、雄激素。

以上方法和药物均可作为乳腺癌内分泌治疗的选择，临床医师会根据患者的具体情况选用最合适的方法进行治疗。

61 什么是乳腺癌的靶向治疗

靶向治疗是在细胞分子水平上，针对已经明确的致癌位点而设计的治疗药物，药物进入体内后，会特异地选择致癌位点与之结合并发生作用，使肿瘤细胞特异性死亡，而不波及肿瘤周围的正常组织和细胞。很多学者用"生物导弹"形容靶向治疗，即靶向治疗就像是精确制导的导弹。

乳腺癌的靶向治疗主要分为三大类。

第一类是针对 HER-2 这个靶点。我们知道大约30%的乳腺癌患者HER-2表达为阳性，而大量的基础和临床研究数据都表明，HER-2阳性的患者使用抗HER-2治疗疗效显著，目前针对HER-2的药物有曲妥珠单抗、帕妥珠单抗、T-DM1、拉帕替尼、DS-8201。其中曲妥珠单抗应用最为广泛。针对HER-2的靶向治疗药物不仅可用于晚期患者，在乳腺癌术后的辅助治疗中应用也可使患者获益，新辅助治疗的患者也可使用针对该靶点的药物。既往对于HER-2（+）或HER-2（++）但FISH检测为阴性的患者，认为没有办法从抗HER-2治疗中受益，但新药DS-8201对这部分患者取得了良好的疗效。目前，曲妥珠单抗、拉帕替尼、帕妥珠单抗和T-DM1都已经在国内上市，DS-8201尚未上市。

第二类是针对血管内皮生长因子（VEGF）这个靶点。理论上直径超过2毫米的肿瘤生长必须依赖新生血管，其中VEGF是非常关键的因子，针对VEGF的单克隆抗体贝伐珠单抗能够很好地阻断新生血管这个过程，从而有利于控制肿瘤的生长。

第三类靶向治疗为周期蛋白依赖性激酶CDK4/6抑制剂。CDK4/6抑制剂通过靶向抑制细胞周期的靶点CDK4/6，从而阻滞肿瘤细胞的细胞周期，达到靶向抑制肿瘤细胞增殖的作用。另外，靶向CDK4/6抑制还与ER通路中的多个关键节点有交通，所以CDK4/6抑制剂与内分泌治疗联用可起到协同增效的抗肿瘤作用，多项临床研究证实靶向CDK4/6抑制剂联合内分泌治疗HR（＋）/HER-2（－）晚期乳腺癌具有突出疗效。

除上述几种主要的靶向治疗药物外，目前还有PI3K、mTOR抑制剂等也进行了相应的临床研究，其结果表明对部分乳腺癌患者有效。

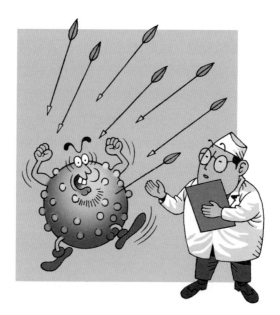

靶向治疗如同精确制导的导弹

乳腺癌生物治疗是以现代生物技术手段激发自身免疫系统来对抗癌症的新型治疗方法。由于人体的免疫系统非常复杂，有一个巨大且纷繁复杂的网络来调控机体对肿瘤细胞的杀伤，存在着诸如淋巴细胞、细胞因子等杀伤肿瘤的"武器"。因此，利用这个复杂的免疫系统的任何一个环节所研发出来的抗肿瘤的方法都可以叫作生物治疗。具体而言，目前临床上使用的"胸腺素""干扰素""细胞治疗""肿瘤疫苗"等都属于生物治疗的范畴。

细胞治疗是通过人体外周血采集获得单个核细胞（PBMC），在体外模拟人体内环境，应用科学技术进行培养增殖后获得一群细胞，它具有显著的识别和杀伤人体各种肿瘤细胞的活性。将这些大量高活性的细胞回输到患者体内，不仅可以准确高效地杀灭肿瘤细胞，还能激发机体产生抗肿瘤的免疫反应，从而使免疫功能发挥自主抗癌作用。同时启动免疫监视，有效防止肿瘤转移和复发。

目前生物治疗最为引人注目的地方在于所谓的"免疫检查点"治疗。通俗地说，"免疫检查点"就像是免疫系统的"刹车"，当机体的免疫系统识别出了肿瘤细胞并准备将其杀灭的时候，"刹车"被异常激活，从而抑制免疫系统对肿瘤的杀伤。针对这个"刹车"，目前已经有药物显示出了非常好的疗效，且在恶性黑色素瘤、肺癌等瘤种中取得了令人瞩目的成绩，但在乳腺癌中的数据还很少。

总体来说，无论是细胞治疗还是"免疫检查点"治疗，这些新兴的生物治疗手段未来还需要大量的研究进一步证实。

乳腺癌传统的外科手术方式包括乳腺在内的根治性切除手术，但这种手术创伤大，患者的形体美容受到很大损害。随着对乳腺认识的加深及医学技术的发展，人们逐渐认识到乳腺癌不仅是一种局部病变，更是一种全身性疾病，一味扩大手术切除范围并不能提高患者的生存率，经过医生的评估，对特定的患者进行保乳手术也是一种可取手段。

但是就目前已知数据，选择保乳手术的患者比例并不高，可能是出于对乳腺癌复发的忧虑。美国的一项研究显示在对手术方式的选择中，79.1%的患者直接或间接参与决定手术方式。患者的意愿在手术方式的选择中占据了首要的地位，研究中患者更倾向于选择根治术。在中国，也存在相同的情况。Zhang等对1 264例早期乳腺癌患者问卷调查结果进行了分析，其中只有7.3%的患者希望接受保乳手术。上述两项研究均指出，患者在选择手术方式时对于复发风险和保乳术后放疗影响的担心使其更倾向于选择乳房切除术。诸多临床研究结果均证实，对于早期浸润性乳腺癌，保乳术联合放疗与改良根治术治疗效果相当，远处转移率及生存期无显著差异。所以不是得了乳腺癌就得切除乳房。

保乳手术，顾名思义就是保留乳腺的乳腺癌根治术。保乳手术有严格的手术适应证，主要针对具有保乳意愿且无保乳禁忌证的患者。临床Ⅰ期、Ⅱ期的乳腺癌，肿瘤大小属于T_1和T_2分期，尤其适合肿瘤最大直径不超过3厘米，且乳腺有适当体积，肿瘤与乳腺体积比例适当，术后能够保持良好的乳腺外形的乳腺癌患者。Ⅲ期患者（炎性乳腺癌除外）经术前化疗或术前内分泌治疗充分降期后也可以慎重考虑。

如果同时存在以下情况，则属于保乳手术的绝对禁忌。

1）同侧乳腺既往接受过乳腺或胸壁放疗者，病变广泛或确认为多中心病灶，且难以达到切缘阴性或理想外形。

2）肿瘤经局部广泛切除后切缘阳性，再次切除后仍不能保证病理切缘阴性者。

3）患者拒绝行保乳手术。

4）炎性乳腺癌。

另外，如果存在以下情况，则属于保乳手术的相对禁忌。

1）活动性结缔组织病，尤其是硬皮病和系统性红斑狼疮或胶原血管疾病者，对放疗耐受性差。

2）肿瘤直径＞5厘米者。

3）靠近或侵犯乳头（如Paget病）。

4）广泛或弥漫分布的可疑恶性微钙化灶。

总之，有保乳意愿的患者，医生需要结合患者的具体情况，在排除禁忌证后为患者选择这一手术方式，从而达到既切除肿瘤，又保持乳房外形美观的目的。

对于大多数患者来说，在选择手术方式时出于对复发风险的顾虑，所以更倾向于选择乳房切除术。那么保乳术会不会增加乳腺癌复发风险呢？

截至目前，已经有很多研究比较了保乳手术与切除乳房手术的疗效，保乳治疗患者的复发率、转移率、生存率与切除乳房手术患者相比无差别，且患者生活质量明显提高。目前保乳手术在欧美国家已成为早期乳腺癌的首选术式。在美国保乳手术占全部乳腺癌手术的50%以上，新加坡占70% ～ 80%，日本超过40%，我国开展乳腺癌保乳手术较晚，但近年来越来越受到重视。

2011年，英国早期乳腺癌研究者协作组（EBCTCG）的17项随机研究进行的荟萃分析结果表明，保乳术后放疗不仅减少了复发的风险，也减少了乳腺癌导致死亡的风险。浸润性乳腺癌保乳手术后的患者通过全乳放疗可以降低2/3的局部复发率，目前相关指南和共识均推荐保乳术后进行全乳放疗，但是，年纪较大、肿瘤小、激素受体阳性等患者由于绝对复发率低，全乳放疗后乳房水肿、疼痛等不良反应消退缓慢，可以考虑单纯内分泌治疗而不行放疗。

乳腺癌保乳手术原则上是没有年龄限制的，但35岁以下要慎重考虑保乳手术，因为这部分人复发率更高，应根据病灶情况及分子分型的情况综合考虑。对于年龄稍大的部分人只要病情允许，选择保乳是完全适合的。

除了早期乳腺癌推荐保乳手术之外，对于局部晚期乳腺癌来说，新辅助化疗可实现肿瘤分期降级，让本无法手术的病例有机会接受手术，让原来只能切除乳房控制病情的女性有可能进行保乳手术，且保乳手术后不会增加局部或远端复发风险。

很多乳腺癌患者在确诊时已经发生了腋淋巴结的转移，特别是前哨淋巴结活检阳性的患者，还经常需要行腋淋巴结的清扫。较为常用的腋淋巴结清扫术有常规腋淋巴结清扫术及腔镜下腋淋巴结清扫术。

常规腋淋巴结清扫术按暴露腋窝方法不同，有多种腋淋巴结清扫进路。常见的有沿胸大肌外侧缘切开皮肤和皮下组织，分离外侧皮瓣，即可清扫胸小肌后面及外侧的腋淋巴结和脂肪组织；还有沿腋窝行横行切口进行腋淋巴结清扫。但常规腋淋巴结清扫术在减少术后复发及远处转移的同时，也有导致术后患肢疼痛、水肿、活动障碍等缺点。

腔镜下腋淋巴结清扫术是一种利用乳腔镜清扫腋淋巴结的方法，具有创伤小、保留功能及外观美容、出血少等特点，并能减少并发症，可提高患者生活质量，是常规腋淋巴结清扫术以外的有效选择。腔镜下腋淋巴结清扫术的适应证主要有：无腋窝手术史，无腋窝放疗史，临床检查、超声及X线检查腋淋巴结分期小于等于N_2，肿大的淋巴结与腋血管、神经无明显粘连。腔镜下腋淋巴结清扫有一定的禁忌证：① 腋下有广泛淋巴结转移，融合成团。② 肿大淋巴结侵犯皮肤。③ 既往有腋窝手术、放疗史。

另外，需注意的是，尽管只是腔镜下腋淋巴结清扫术，如果伴有可能影响手术的心、肺疾病，以及高血压、糖尿病、严重贫血和出、凝血功能障碍等，应在控制伴随疾病后再进行手术。

前哨淋巴结活检是指通过某种示踪剂显影乳腺癌转移的第一站淋巴结，将其切除送病理检查。为什么要做前哨淋巴结活检术呢？因为在传统的乳腺癌根治术或改良根治术中，均给予腋淋巴结清扫，之后有一些患者出现不同程度的患侧上肢水肿、活动受限、上肢局部感觉障碍等，严重时可影响患者的上肢功能和休息。与此同时，许多没有淋巴结转移的患者也需要做腋淋巴结清扫，承受了不必要的手术和术后并发症带来的麻烦。而前哨淋巴结是肿瘤引流区域的一个特殊淋巴结，是原发肿瘤发生淋巴结转移所必经的第一站淋巴结。乳腺癌在淋巴管内播散是呈序贯性的，即首先转移到前哨淋巴结，之后再转移到远端的淋巴结。由此推断：若前哨淋巴结无转移，则认为整个区域淋巴结未受累；若前哨淋巴结有转移，则认为该区域淋巴结可能受累。通过前哨淋巴结转移与否来判断腋淋巴结的转移情况，准确率可超过95%。如果先行前哨淋巴结活检，且前哨淋巴结阴性，就无需进行腋淋巴结的清扫。这样就减少了手术创伤及手术的并发症，大大提高了早期乳腺癌患者的生存质量。假如术后一段时间出现腋淋巴结转移，再加做腋淋巴结清扫并不影响患者的生存期。如果前哨淋巴结活检阳性，毫无疑问需要做腋淋巴结清扫。

前哨淋巴结活检的适应证包括：早期浸润性乳腺癌，临床腋淋巴结阴性，单灶或多中心性病变，肥胖及此前细针穿刺、空芯针活检或切除活检阴性。禁忌证包括炎性乳腺癌、临床N_2期腋淋巴结。总之，选对适应证，正确进行前哨淋巴结活检，可使患者少受不必要的"皮肉之苦"，又可以确保疗效。

2013年《纽约时报》曾刊登一封来自著名影星安吉丽娜·朱莉的公开信，朱莉宣布自己接受了双乳乳腺切除及乳腺再造手术以降低罹患乳腺癌风险。一时间媒体及大众议论纷纷，除了赞叹她的勇敢，更多的是感到"震惊"。由于她有卵巢癌家族史（她母亲2007年因卵巢癌去世），医生给她进行了基因检测，结果显示*BRCA1*突变阳性，据此判断她患乳腺癌的风险为87%，因此她选择了双乳乳腺切除。

*BRCA1*是什么？ 1990年，研究者发现了一种直接与遗传性乳腺癌有关的基因，命名为乳腺癌（breast cancer）1号基因，英文简称*BRCA1*，它位于人体细胞核的第17号染色体。1994年，研究者在第13号染色体上又发现另外一种与乳腺癌有关的基因，称为*BRCA2*。*BRCA1*和*BRCA2*是两种具有抑制恶性肿瘤发生的基因（称为"抑癌基因"），在调节人体细胞的复制、遗传物质DNA损伤修复、细胞的正常生长方面有重要作用。如果*BRCA1/2*基因的结构发生了某些改变（称为"突变"），那么它所具有的抑制肿瘤发生的功能就会受影响。有*BRCA1*基因突变者，患乳腺癌和卵巢癌的风险分别是50%～90%和15%～45%，有*BRCA2*基因突变者，患乳腺癌和卵巢癌的风险分别是50%～85%和10%～20%。

检测到*BRCA1/2*基因突变阳性，是否一定要预防性切除乳腺？这实在是一个艰难的抉择。我们知道，任何疾病的发生都有概率问题，具体到个人，医生也很难预测到底会不会发病，所以需要患者自己根据具体情况做出选择。如果患者觉得这种情况对她来说非常危险，对可能带来患乳腺癌的后果难以接受，那么可以进行预防性切除。当然，患者也可以在医生的指导下密切随访。

69 何为乳房重建？方式有哪些

目前，乳房重建已成为乳腺癌治疗中一个不可忽视的重要环节。根据乳房重建时机的不同一般可分为即刻乳房重建（Ⅰ期乳房重建）和延迟乳房重建（Ⅱ期乳房重建）。Ⅰ期乳房重建是指在乳房切除的同时进行乳房重建；Ⅱ期乳房重建是指完成乳腺癌手术与辅助治疗后观察数年，确认没有肿瘤复发、转移后再行乳房重建。

相比Ⅱ期乳房重建，Ⅰ期乳房重建有以下优点：① 即刻乳房重建后患者没有乳房缺失的打击，易于将重建乳房看作自己身体的一部分，可以在无明显身体畸形的状态中生活，从而减少了心理障碍的发生率，从躯体形象、焦虑、精神压抑、自尊自重及满意度等指标考察，即刻乳房重建均优于延迟重建；② 由于乳房切除后遗留的组织未受到瘢痕的影响，决定乳房形体效果的重要结构如乳房下皱襞得以保留，即刻重建的乳房形体效果也明显优于延迟重建的乳房；③ 乳房切除与重建两个手术同时完成，较分次完成节省了时间和费用。

另外，从乳房重建的技术层面来看，乳房重建可分为假体乳房重建与自体组织乳房重建。假体乳房重建多采用硅胶或盐水乳房假体。自体组织乳房重建是将带有血管的自体肌皮瓣或皮瓣，如采用背阔肌肌皮瓣、腹直肌肌皮瓣或腹壁下动脉穿支皮瓣来修复乳房缺损并重建乳房，其优点是自身组织填充，不会有排斥反应及局部刺激导致癌变风险，缺点是手术时间长，增加一次创伤（取皮瓣）。

70 假体乳房重建安全性如何

假体乳房重建和自体组织乳房重建到底如何选择？主要取决于两个因素：疾病的状态和患者自身意愿。从疾病状态的角度来说，肿瘤的分期对于选择哪一种重建非常重要，例如肿瘤侵犯皮肤，一般就不能选择假体重建；腋淋巴结转移较多，一般也不选择假体重建。如果疾病状态没有绝对的禁忌，选择哪种植入方法就主要取决于患者的主观意愿。

假体乳房重建是利用人工材料（如硅胶）填充在已经切除掉的乳腺组织的部位，重塑乳房外形的方法。优点是创伤小，手术易行；缺点是植入物可能不安全（有破裂的风险），组织相容性差，长期异物刺激可能导致局部发生恶变，术后放疗可能导致重建失败。

近年来，欧洲一些国家有报道称，有病例在植入乳房假体后出现乳房假体相关的间变性大细胞淋巴瘤（BIA-ALCL），这是一种出现在乳房假体周围的独特类型的 T 细胞淋巴瘤，现已明确这种肿瘤的发生与部分毛面假体有一定相关性，而与光面假体无明确关系。较大样本研究显示，植入毛面乳房假体患者的年人群患病率为 0.2/10 万，终身患病率为 3.3/10 万。但普遍认为，BIA-ALCL是一种低发病率疾病。我国至今没有相关病例报告。

中国专家的意见是，植入乳房假体进行乳房重建的患者应按期复查，即手术后第 1、3、6、12 个月返院随访复查，随后每1～2 年复查一次。

手术后，虽然拍片或超声检查已经观察不到肿瘤了，但依然需要根据所进行的手术方式、术后的病理报告提示的肿瘤分期及一些相关的免疫组化的指标来决定后续的治疗——即临床上所谓的辅助治疗。这种"没有肿瘤"的状态下为什么还要抗肿瘤治疗呢？原因有以下两个。

第一，影像学上看不到肿瘤并不等于没有肿瘤的存在。我们知道目前临床上常用的CT、MRI等检查方法对于1厘米以上的肿瘤是可以发现的，而对于小于1厘米的肿瘤影像学检查很可能无法发现，而1厘米的肿瘤其内部的肿瘤细胞的数量可能是10^9个之多。肿瘤的特点就是细胞的生长失去控制，理论上只要有1个肿瘤细胞残留，就有可能出现肿瘤的复发或转移。在这种情况下，辅助治疗的主要目的是杀灭可能存在的微小肿瘤病灶。

第二，即使是原发病灶被完全切除，并且没有肿瘤细胞的残留，剩余的乳腺再次发生乳腺癌的可能性也比较高。此时进行辅助治疗的目的不仅仅是杀灭可能存在的微小病灶，还包括预防剩余乳腺再次发生乳腺癌，尤其是辅助内分泌治疗能够明显降低剩余乳腺再次癌变的机会。

综上所述，虽然乳腺癌的发病率逐年增加，但病死率未相应增加，原因在于乳腺癌的早期诊断和术后预防复发或转移的辅助治疗的合理应用，乳腺癌辅助治疗的目标应该是争取治愈。此时即使没有影像学上的肿瘤残留，也应该根据疾病的状态进行合理的辅助化疗、靶向治疗及内分泌治疗。

之前提到乳腺癌术后需要做辅助治疗，而辅助治疗包括辅助化疗、辅助内分泌治疗、辅助靶向治疗和辅助放疗。什么时间开始治疗，哪种治疗在前，是否可以几种治疗方法联合？这些问题不仅对患者来说是一种困惑，对不太熟悉乳腺癌治疗的医生来说都可能是"一头雾水"。

首先要说明的是，这四种辅助治疗的手段并非每位患者都需要进行，需要根据肿瘤的情况来进行适当的选取。假如有一名患者需要接受这四种辅助治疗的手段，一般来说，化疗和靶向治疗是首先需要进行的治疗，化疗需要进行4～8个周期，大概半年左右的时间，而靶向治疗需要1年的时间。化疗和靶向治疗可以一起进行，也可以在化疗结束后再进行靶向治疗。理论上内分泌治疗与化疗同时进行会影响疗效，所以内分泌治疗需要在化疗结束后再进行。放疗需要在化疗结束后再开始，通常化疗结束后2～3周，待化疗的不良反应恢复后即可进行放疗。

手术后辅助治疗开始的时间理论上是越早越好，但辅助治疗有影响伤口愈合的风险，因此需要在手术伤口愈合后接受辅助治疗，多数患者在手术后3～4周的时间开始治疗。

总之，患者需要在医生的指导下，结合自身的病理报告、肿瘤的分子分型等综合考虑，合理安排手术后的放疗、化疗、内分泌治疗及靶向治疗。

恶性肿瘤细胞由于丧失了正常细胞的凋亡机制，可以无限复制和成对数式地分裂、增殖，最终形成了我们肉眼可见的或通过现代医学手段可以检测的肿瘤。同时，有一些肿瘤细胞可能随着血液循环、淋巴循环等游走于人体其他部位的组织和器官，也许碰到一个适宜的环境，它就默默潜伏下来，休养生息，等待生根发芽，这被称为肿瘤的微转移灶，对这部分肿瘤细胞目前还缺乏相应的检测手段。

对于早期乳腺癌患者，基本上医生都会建议进行手术切除，术后辅以化疗、内分泌治疗、靶向治疗等帮助清除上面所讲的微转移灶，纵然天网恢恢，但总会有一些"漏网之鱼"顽强地避开所有的武器，仍然默默潜伏，等待时机。在某些诱发因素下，比如压力太大、心情不好、抵抗力下降等，"潜伏者"可能苏醒，就形成了复发和转移。

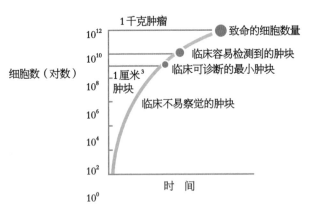

肿瘤生长速度（Gompertzian 曲线）

74 哪些乳腺癌患者手术后容易复发

随着现代科技的发展和人类对乳腺癌这种疾病认识程度的逐渐加深，乳腺癌已经被越来越多的肿瘤学家认为是一种"慢性疾病"和"全身疾病"了。也就是说，就算乳腺癌患者在初次诊断的时候属于早期，手术切除得非常彻底，也经历了非常规范的放疗、化疗、内分泌治疗，术后复发的风险仍然存在，尤其是在术后的1～3年。因此，寻找乳腺癌术后容易复发的人群具有一定的现实意义。

目前已明确的是，具有以下临床因素的患者容易出现手术后复发。

1）肿瘤大于2厘米。

2）病理组织学分级高。

3）有瘤周脉管浸润。

4）HER-2阳性。

5）年龄小于35岁。

除了以上临床因素外，如果患者接受的手术不规范，没有按照要求进行相应的术后辅助治疗等，也容易导致疾病复发。另外，肿瘤本身的特性也越来越受到学者的关注，不断有研究来分析肿瘤的基因变化、异常蛋白表达等因素，并试图通过数学模型的方法来预测肿瘤复发和转移的概率。但目前仍未在临床上得到广泛的检验和实际应用。

如果患者具有上述的"高危因素"也不必过度恐慌，高危并不意味着必然复发和转移，只要接受正规的术后辅助治疗还是有望根治早期乳腺癌的；没有上述"高危因素"的患者也不可麻痹大意，放松警惕而不接受标准治疗，可能会错失治愈乳腺癌的良好时机。

75 化疗真的是"一化就了"吗

以往人们对于化疗非常恐惧，民间有一个顺口溜叫作"化疗化疗，一化就了"，似乎只要接受了化疗就必然会导致严重的副作用甚至死亡！其实这纯属误解。

首先，需要说明的是，化疗绝不会"一化就了"。无论是早期患者的辅助化疗、新辅助化疗，还是晚期患者的姑息化疗，都已经有非常明确的数据表明能够提高乳腺癌的治愈率，延长晚期乳腺癌患者的生存时间。诚然，对于晚期乳腺癌患者，即便是接受化疗也不一定能改变病情进展并最终危及患者生命的疾病过程，但这并不是不接受化疗的理由。一位先哲曾说过"生命是一种死亡率为100%的性传播疾病"，世界上没有谁会长生不老，难道生命就失去意义了吗？

其次，化疗的确会带来不良反应，但化疗的不良反应是可控的。随着人们对于化疗药物所导致不良反应机制的认识逐步深入，对不良反应的处理手段也越来越丰富。例如，针对化疗后恶心、呕吐等不良反应，现在不仅有治疗性的药物，还有预防性的药物；不仅有静脉给予的药物，还有口服的药物；不仅有短效的药物，还有长效的药物。像影视作品中所描述的化疗后翻天覆地的恶心、呕吐在临床上已经基本看不到了。

总体来说，化疗所带来的不良反应与化疗所带来的生存获益和生活质量的提高相比，仍然是好处多而坏处少，所以没有必要谈"化疗"色变。

新辅助化疗是局部晚期乳腺癌患者和具有强烈保乳意愿的乳腺癌患者的重要治疗手段。对于乳腺癌肿块大或腋淋巴结有转移及有任何其他复发、转移高危的可手术乳腺癌均应视为新辅助化疗的适应证。另外，如果原发肿瘤较大，其他条件均具备保乳者，可通过新辅助化疗，使肿瘤消失或明显缩小后，采用保乳手术。

新辅助化疗中的病理完全缓解率可以预测新辅助治疗中乳腺癌患者的长期临床预后，从而进一步促进了新型抗癌药物的临床开发。随着目前乳腺癌诊断和手术技术的不断进步，患者生活质量的要求也越来越高，新辅助化疗的适应证也越来越广。

新辅助化疗一般适合临床 Ⅱ、Ⅲ 期的乳腺癌患者。

1）临床分期为 ⅢA（不含 $T_3 N_1 M_0$）、ⅢB、ⅢC 期。

2）临床分期为 ⅡA、ⅡB、ⅢA（仅 $T_3 N_1 M_0$）期，对希望缩小肿块、降期保乳的患者，也可考虑新辅助化疗。

3）此外，对不可手术的隐匿型乳腺癌行新辅助化疗是可行的。

隐匿型乳腺癌是指以腋淋巴结转移为首发症状，而乳腺未能检出原发灶的乳腺癌，在排除其他部位原发肿瘤后，尽管临床体检和现有的影像学检查均不能发现乳腺肿块，甚至术后病理也未查及乳腺内的原发病灶，但还是可以诊断这是一类特殊类型的乳腺癌。

当然，并非所有的患者都适合新辅助化疗，新辅助化疗的禁忌证如下。

1）未经组织病理学确诊的乳腺癌。推荐进行组织病理学诊断，并获得 ER、PR、HER-2 及 Ki-67 等免疫组化指标，不推荐将细胞病理作为诊断标准。

2）妊娠期患者应慎重选择化疗。

3）年老体弱且伴有严重心、肺等器质性病变，预期无法耐受化疗者。

如何确定新辅助治疗的疗程？一般需要考虑化疗的起效时间和耐药时间这两个方面的问题。从起效时间来说，一般化疗2个周期后方可见到肿瘤体积的缩小；新辅助治疗的时间一般为3～4个周期。

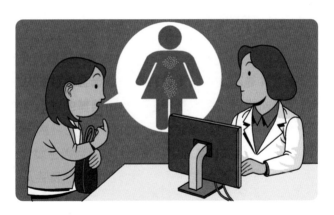

积极配合医生进行相关治疗

以手术为主，配合化疗、放疗、内分泌或靶向治疗的综合治疗措施，是目前治疗乳腺癌高效低毒的优化方案。临床上，应根据患者临床分期、组织学分类，以及 ER、PR、HER-2 等免疫组化指标，合理地选择相应的治疗方法，进行综合治疗。

大家都知道，根据基因分析或者免疫组化结果，乳腺癌可以分为四大亚型，即 Luminal A 型、Luminal B 型、HER-2 过度表达型、三阴性型。而这些亚型又有着不同的生物学特性，对局部治疗和全身治疗的反应和效果也不同。一般情况下，亚型分类决定全身治疗策略。Luminal A 型通常存在内分泌依赖，化疗敏感性差；Luminal B 型，虽然 ER 阳性，但内分泌依赖性较差，需要化疗；三阴性型不依赖内分泌治疗，目前没有明确有效的分子靶向治疗，更需要化疗；HER-2 过度表达型适合使用化疗联合曲妥珠单抗治疗。但在决定术后辅助化疗时还是要强调临床病理分期的重要性，如腋淋巴结阳性，尤其是 3 个以上淋巴结阳性。

目前，在乳腺癌的治疗中，除了 0 期和部分 I 期的患者以外，几乎各期患者都需要进行化疗。手术后治疗的目的是减少远处播散，手术与放疗联合常可取得良好疗效和较佳生活质量，但更要以全身化疗作为保驾。

随着基因检测的不断发展和普及，通过多基因检测可评估复发风险并指导术后辅助治疗。如 21 基因检测主要适用于激素受体（HR）阳性、HER-2 受体阴性、淋巴结肿瘤病理检测阴性的早期患者，对于部分淋巴结阳性的患者，检测 21 基因可用于预测化疗受益情况。28 基因检测主要针对 ER/PR 阳性且 HER-2 阴性早期乳腺癌患者，综合肿瘤大小、年龄、淋巴结状态、病理分级等临床指标进行综合分析，得出复发风险，为决策辅助化疗提供重要参考。

多基因检测，顾名思义，指的是针对多个与乳腺癌复发风险相关的基因进行检测，以评估乳腺癌复发风险及预后，在临床上主要应用于评估一些临床分期相对比较早的患者能否需要接受化疗。早期乳腺癌中大约有70%是ER阳性、HER-2阴性的患者，并且其中有60%的患者没有淋巴结转移，在手术后单纯接受辅助内分泌治疗的效果同样很好，10年的复发率仅仅在15%左右，那么这部分患者是否可以避免化疗呢？

多基因检测的诞生解决这一难题，乳腺癌的多基因检测目前包括以下几种：21基因检测、70基因检测和28基因检测等。根据不同检测的优缺点，国内外的专家学者一般建议，对于淋巴结阴性的女性推荐采用21基因检测，复发风险较高的女性获益可能更大。对于腋窝淋巴结清扫后发现有1～3枚淋巴结转移或其他临床风险较高的女性推荐使用70基因检测。需要注意的是，这些都是针对ER阳性、HER-2阴性的患者，如果是三阴性或是HER-2阳性的患者，尽管分期较早或者说复发危险因素小，均应考虑接受化疗，进行多基因检测主要的目的是进一步判断复发的风险高低，对预后能有更好的判断。

对于复发或转移性乳腺癌，通常会建议进行基因检测，一般需包括HER-2状态、*BRCA1/2*、PD-L1、*PIK3CA*、*NTRK*融合及MSI-H/dMMR。根据患者基因检测的水平及分子分型、疾病的进展情况、患者一般情况，医生会给予针对性的治疗建议。

79 怀孕期间（妊娠期）得了乳腺癌怎么办

妊娠期乳腺癌是指妊娠期间或产后一年内被诊断出的乳腺癌。妊娠期女性患浸润性乳腺癌最为普遍。据估计，其发生率约为6.5/10万。

妊娠期乳腺癌的危险因素包括初潮年龄过早、未产妇、有乳腺癌病史、高龄产妇、有乳腺癌家族史，以及有酗酒、肥胖和久坐习惯。有研究表明，35岁以上的产妇患乳腺癌的风险会有所增加，单胎妊娠的产妇患乳腺癌的风险在分娩后会立刻增加，尤其是30岁以上的初产妇。妊娠期乳腺癌由于病情特殊，不但要治疗孕妇，还要顾及胎儿，在临床治疗上面临巨大挑战。

大多数妊娠期癌症治疗的最佳时机应为妊娠中晚期，这样可以避免畸形和流产的发生。

对于妊娠期头3个月的乳腺癌患者，医生一般会建议停止妊娠。如果患者坚持继续妊娠，则需要进行乳腺切除术和腋淋巴结清扫术。然后，在妊娠进入中期的3个月时间内，进行辅助化疗。在分娩后，再进行放射治疗和内分泌治疗。

如果在妊娠中后期发现了乳腺癌，应根据肿瘤大小决定手术和化疗的顺序。如果患者实施的是保乳手术的话，则分娩后再进行放疗。内分泌治疗和靶向治疗也可以在分娩后进行。在妊娠最后1个月内发现乳腺癌，可以先分娩胎儿，然后再进行后续的各种治疗。

由于胎儿的关系，现有的乳腺癌治疗手段对于妊娠期乳腺癌有了一些限制，如放疗及内分泌治疗在整个妊娠期都不能使用，化疗需要在妊娠3个月后才能使用，靶向治疗对胎儿的影响还不太清楚。妊娠期乳腺癌的化疗与常规化疗的药物剂量强度无区别，很多回顾性研究结果都显示孕中期接受化疗的母亲产出的婴儿健康状况良好，长大成人后疾病和肿瘤的发生率也没有增加，但是，更长期的影响如何，现在还不得而知。乳腺癌应早诊断和早治疗，加强产妇对妊娠期间促使乳腺癌进展危险因素的认识十分关键。如果条件允许，妊娠早期应定期做乳腺检查；如果患者是妊娠晚期才开始做乳腺检查，则应密切关注检查结果并提高警惕。

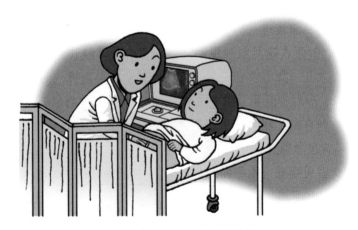

建议妊娠早期定期做乳腺检查

初诊就是转移性乳腺癌是否有手术机会

在所有乳腺癌患者中，4%～6%的乳腺癌患者就诊时就被诊断为晚期乳腺癌，传统上对于这类患者，主要的治疗原则为全身系统性治疗（包括化疗、内分泌治疗、分子靶向治疗）和原发灶治疗。

原发灶局部治疗只是基于减轻肿瘤负荷和相关并发症，通常认为原发灶的局部治疗并不能给转移性乳腺癌患者带来生存获益。近几年，越来越多的研究发现，原发病灶的根治减少了肿瘤负荷，同时也减少了转移的根源。大量回顾性研究表明，原发灶的手术治疗将会给转移性乳腺癌患者带来生存获益，原发灶根治性切除越来越受到重视。

然而，积极的手术治疗对于初诊就是转移性乳腺癌的意义仍然存在争议，因为相关的前瞻性临床试验比较少。但总体来说，对于年龄小、肿瘤较小、单发转移和非内脏转移的患者可能从手术治疗中获益。

81 晚期乳腺癌该如何治疗

对于晚期乳腺癌，很多患者和家属就认为是无法挽救的，充满了悲观的情绪，甚至放弃了治疗。这种观点是不正确的，晚期乳腺癌的治疗经过多年的发展和完善，已经在临床上取得了令人瞩目的进步，晚期乳腺癌患者经过积极的治疗也可以获得较理想的生存期。对于局部复发的乳腺癌，可以考虑再次手术及放疗，仍可获得再次根治的机会。如果是不能进行手术的患者，还可以采用化疗、内分泌治疗、靶向治疗等全身治疗方法，以及放疗、射频、微波、冷冻、超声等局部治疗手段。

医生会根据患者的病情、身体状态、器官功能等因素来制订合理的治疗方案。例如，针对有内脏转移的患者，特别是癌症进展迅速的患者，医生会选择化疗，目的是尽快消灭肿瘤细胞、控制病情，如果有靶向治疗指征，还会联合靶向治疗。而对于只有骨骼和软组织转移的患者，或者病情发展缓慢的患者，医生更多会选择内分泌治疗，因为内分泌治疗副作用低，对患者生活质量的影响小，可长期使用，但是内分泌治疗起效的时间较为缓慢，所以对进展快及有广泛内脏转移的乳腺癌不适用。

目前针对乳腺癌，提倡综合治疗、个体化治疗，这在很大程度上延长了晚期患者的生存时间，改善了患者的生活质量，有不少晚期乳腺癌患者活过了5年，甚至更长的时间。所以，晚期乳腺癌患者及其家属一定不能放弃治疗，要树立信心，和医生一起努力，力争取得最理想的治疗效果。

82 化疗前为什么要吃激素类药物

激素类药物种类比较多，肿瘤患者化疗前口服的激素药多为地塞米松（糖皮质激素），其具有抗炎、抗毒素、抗过敏、抗休克等多种作用。

化疗是一种全身治疗，最常见的不良反应为恶心、呕吐。化疗导致的细胞损伤及炎症因子释放是化疗相关恶心、呕吐的主要原因，临床上可利用糖皮质激素强大的抗炎效应来防治化疗相关恶心、呕吐，激素还可减轻胃肠道黏膜水肿、前庭水肿以缓解消化道反应。

化疗药物引起的过敏反应是另一常见不良反应。多西他赛容易出现低血压、支气管痉挛，严重时发生神经性水肿甚至过敏性休克。紫杉醇类药物过敏反应发生率为39%，其中严重过敏反应发生率为2%，表现为支气管痉挛性呼吸困难、荨麻疹和低血压，几乎所有反应都发生在用药后最初的10分钟，所以紫杉醇应用时必须进行严格的预处理以预防过敏的发生。培美曲赛较常出现皮肤过敏反应，包括皮疹、荨麻疹、斑丘疹。因此，在使用一些如多西他赛、紫杉醇类、培美曲赛等过敏反应发生率较高的化疗药物前，应予以地塞米松以预防过敏反应。

除改善胃肠道反应、预防过敏外，激素还具有预防体液潴留、缓解患者乏力、增加食欲、改善体力和睡眠等作用。一般都是小剂量使用，不会引起病情进展，但也有血糖升高等不良反应，因此并不是所有肿瘤患者都是用激素预处理，应根据选用的化疗药物来决定是否应用激素及激素剂量的多少。

化疗是恶性肿瘤的重要治疗方法之一，化疗药物经过静脉输注或口服或其他途径进入到人体后作用于肿瘤细胞，主要通过干扰肿瘤细胞的核酸生物合成（如甲氨蝶呤、氟尿嘧啶、阿糖胞苷等），或影响肿瘤细胞的DNA结构和功能（如环磷酰胺、顺铂、卡铂、博来霉素等），或者干扰肿瘤细胞内的转录过程而阻止RNA合成（如放线菌素D、多柔比星、柔红霉素），有的药物还可以通过抑制肿瘤细胞相关蛋白质合成及其功能（长春碱类、紫杉醇等）来达到杀死肿瘤细胞、抑制肿瘤细胞生长的效果。一般的化疗药物对分裂增殖较快的细胞，即幼稚细胞杀伤力较强，对分裂增殖缓慢的细胞或成熟的细胞杀伤力相对较弱。肿瘤患者的肿瘤细胞增殖速度非常快，大部分为幼稚细胞，所以化疗药物对肿瘤细胞有很强的杀伤作用。

化疗药物对骨髓造血细胞也具有杀伤作用，抑制骨髓中血细胞前体的活性，从而出现骨髓抑制等毒性反应。骨髓抑制主要表现为外周血白细胞、中性粒细胞、血小板和红细胞至正常水平以下，其中以白细胞和血小板减少多见，每个人的骨髓抑制发生时间不一样，通常见于化疗后1～3周，10～14天是最低点，在2～4周后可逐渐恢复。白细胞、中性粒细胞、血小板严重下降时容易出现感染、出血，甚至休克、死亡等并发症，因此，化疗后定期监测血常规，及时评估化疗导致的骨髓抑制发生风险，早期识别并进行合理预防和治疗，对减少并发症、提高肿瘤治疗整体疗效具有重要意义。

84 化疗后白细胞降低一定要打"升白针"吗

化疗这把双刃剑，在快速杀死肿瘤细胞的同时，也会不小心误杀身体内其他快速增殖的细胞，包括白细胞、中性粒细胞、血小板等。为了保证治疗的延续性，避免因白细胞降低导致治疗中断，通常会根据化疗方案的强度和白细胞降低的程度选择使用"升白针"进行处理，然而化疗后白细胞降低一定要打"升白针"吗？

事实上，临床上接受化疗的患者，化疗后白细胞降低不一定都要打"升白针"，应该具体情况具体对待。当出现 I 级骨髓抑制，即白细胞为（3～3.9）×10^9/升时，通常不需特殊的处理；当出现 II 级骨髓抑制，即白细胞为（2～2.9）×10^9/升时，患者如果没有感染或发热症状，可以暂时观察，定期复查，若合并感染或发热，需立即使用升白针对症处理；当出现 III 级骨髓抑制，即白细胞低于 2×10^9/升时，不论有无发热或感染，都应立即使用升白针。当出现严重的 IV 级骨髓抑制，白细胞、中性粒细胞显著降低时，可引起感染、发热等，更应及时打"升白针"，且下次化疗后可皮下注射"预防性长效升白针"，避免再次出现严重骨髓抑制、感染、发热等不良反应。

更需注意的是，监测血常规的时间很重要，化疗结束后 5～6 天通常是白细胞下降的开始，如果此时白细胞在 2×10^9/升左右，应立即打"升白针"对症处理。如果不处理，白细胞会继续下降，可能变成 III 级或 IV 级骨髓抑制。

恶心、呕吐是化疗药物最为常见的副作用之一，化疗引起的恶心、呕吐会严重影响患者的生活质量，并可能导致药物减量或治疗停止。据估计，在接受联合化疗的患者中，有75%的人可出现恶心、呕吐。随着化疗应用次数的增多，发生频率也不断增加，且程度加重。在临床化疗中，患者往往需要接受多个疗程的化疗，如果不进行预防性止吐治疗，有些患者很可能在第一个疗程就出现恶心、呕吐，这种经历会使他们对后续治疗产生恐惧。在下次化疗时患者可能会出现焦虑、抑郁、情绪不良等状况，这些状况会进一步加重恶心、呕吐症状。反应严重时，可引起脱水、食欲不振、营养不良，甚至影响化疗的继续进行，最终影响到患者的生活质量和抗肿瘤治疗的效果。若及时接受预防性止吐治疗，可以明显降低恶心、呕吐的发生率，提高对化疗药物的耐受性，特别是对于接受高致吐风险化疗的高危人群，呕吐发生率可降至30%左右。因此对于高危人群、使用中高致吐风险的患者要及时做好恶心、呕吐的预防。

目前，最为有效的控制恶心、呕吐的办法是使用止吐药物。依据化疗引起恶心和呕吐的作用机制，联合应用不同类别的止吐药物。

（1）5-HT3受体拮抗剂：如昂丹司琼、格拉司琼等，主要治疗急性恶心和呕吐。

（2）NK-1受体拮抗剂：如阿瑞匹坦，对急性和迟发性恶心、呕吐均有效。

（3）糖皮质激素：如地塞米松，可以与以上两类药物联合用来治疗急性及慢性恶心、呕吐。

除了药物治疗外，改变饮食习惯和生活方式对预防及改善恶心、呕吐症状也会有所帮助。在化疗前后期间可以试试以下几个方法。

1）少食多餐；不要在吃饭时喝饮料，可改在饭前或饭后1小时饮用。

2）不要吃甜的、油炸的或脂肪多的食物，慢慢咀嚼食物以助于消化。

3）如果早上感到恶心，那么起床前可先吃一些干食品，如麦片、烤面包或饼干（如果口腔咽喉疼痛或口干，就不要吃这些东西）。

4）避免接触令人恶心的气味（烟味等），保持房间空气流通。

5）饭后坐在椅子上休息，饭后2小时再躺下；感到恶心时，可慢慢地做深呼吸。

6）可通过与朋友或家人聊天、听音乐、看电影或电视来分散注意力。

7）如果化疗时常常感到恶心，那么化疗前几小时不要吃东西。

通过以上方式，对预防和改善恶心、呕吐会有所帮助。

化疗相关性腹泻是化疗常见的并发症，不仅可降低患者体质，严重者可导致水、电解质平衡紊乱，血容量不足、休克，增加感染发生率，或导致化疗中断，加重病情。因此，早期发现、积极治疗并予以足够重视尤为重要。

（1）饮食调整：少食多餐，进食高蛋白质、高热量、少渣食物，避免对胃肠道有刺激食物，减少产气性食物如糖类、豆类、碳酸饮料。严重腹泻时应先进流质，腹泻停止后逐渐开放饮食。

（2）药物治疗：排便次数轻中度增加不影响日常活动时仅需常规止泻、黏膜保护等处理；当腹泻次数明显增加影响日常活动或出现腹痛等症状时需及时就诊，医生会根据病情予静脉补液、纠正水电解质紊乱及洛哌丁胺（易蒙停）、黏膜保护甚至生长抑素类药物奥曲肽等对症治疗。

（3）肛周护理：排便后温水及软性肥皂水清洗肛周，保持肛门部干燥，表面涂软膏防止局部皮肤受损，预防肛周感染。

（4）其他：化疗后可能出现白细胞及中性粒细胞下降，免疫力低下，在受凉等诱因下可能出现肠道感染而引起腹泻，这时需及时检查血常规及其他感染指标，注意大便次数和性质，如有异常留取标本送检，怀疑感染时可行大便培养，需要时予抗感染治疗。

化疗后出现便秘的原因有很多，包括化疗药物减慢或抑制肠道蠕动，饮食过于精细、水分摄入减少、运动量减少及心理负担重等。一旦出现便秘，首先要明确有无肠梗阻，肠梗阻常见的表现有腹痛、腹胀、恶心呕吐、停止排气和排便。若为单纯性化疗后便秘可使用通便药，如乳果糖等，如果5天以上没有排便，需要开塞露、灌肠等帮助排便。除药物外，还需要从生活习惯上进行调整。

（1）尽量多运动：散步、骑车、太极等，即使不能下床，也可以在床上适度锻炼。

（2）注意饮食：少食多餐，适量增加易消化和能促进肠道蠕动的粗纤维蔬菜、豆类和谷类、全麦食物，多吃一些能够润肠通便的食物，如香蕉、蜂蜜等，多饮水以软化大便。

（3）尽量养成按时排便的好习惯：排便时集中精力，不要玩手机、看报纸。

（4）调整好情绪：避免过度焦虑和烦恼，保持规律作息，减少熬夜。

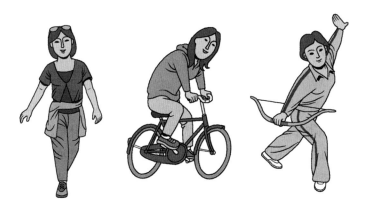

化疗后适当多运动

87 化疗后出现手足麻木该如何缓解

化疗后出现手足麻木一般是由于化疗药物导致周围神经损伤造成的。据统计，30%～40%化疗患者会出现外周神经毒性反应，其发生可能与化疗药物影响背根神经节的感官神经元有关，常与累积剂量呈正相关，化疗累积剂量越大，给药间隔时间越短，发生率越高。其中顺铂、奥沙利铂等铂类化疗药物及长春碱类、紫杉醇类药物较为常见。

化疗药物致周围神经损伤大多数是可逆的，停药后数月可自行消退，也有部分患者持续数年，偶有患者出现重度神经损伤而致残。因此提高预防意识，早期识别和对症治疗尤为重要。

1）出现手足麻木、刺痛时及时向医生反映，通过专科医生查体、完善肌电图等检查，评估神经损伤程度，结合患者症状进行不良反应分级，若神经损伤严重或运动功能受损需考虑停药或减量。

2）药物治疗。目前具有充分循证医学证据的营养外周神经的药物有甲钴胺片，有研究发现，奥沙利铂输液前1小时予文拉法辛可提高疼痛阈值，减轻神经病理性疼痛。其他药物包括维生素E、还原性谷胱甘肽、氨磷汀、神经营养因子等对于缓解化疗相关神经毒性有一定效果。

3）饮食上选择易消化并富有营养的食物，补充维生素B_1含量高的食物。

4）注意肢体保暖，勿接触冰凉、金属物品，因末梢神经损伤患者感觉迟钝，减少热水洗手或泡脚，避免烫伤，预防跌倒、防磕碰等。

　　乳腺癌化疗期间的饮食无须有太多的忌口，合理调配饮食，可提高机体抵抗力，对患者的治疗和康复十分有利。总体上要遵循以下原则。

　　（1）化疗前：要均衡饮食，每日饮食中包含谷薯类（米饭、面食）、蔬菜水果类、肉禽蛋类、奶和豆制品类及少量油脂类五大类食物。每日4～5餐，加餐以水果为主。化疗前一天进低脂肪、高碳水化合物、高维生素和矿物质的食物，如米饭、面食、鱼肉、鸡肉、鸡蛋、瘦肉、豆腐、蔬菜、水果等。

　　（2）化疗中：进食低脂肪、高碳水化合物、少量优质蛋白质食物，以食谷类、蔬菜、水果为主，配以容易消化的鸡肉、鱼肉和鸡蛋等，可以适当补充蛋白质（大豆或蛋清），少油。如果治疗反应较重，饮食以流质为主。咀嚼生姜有一定的止呕作用。

　　（3）化疗后：化疗后身体较虚弱，宜选择营养丰富且易于消化的食物，如软饭、稀饭、面包、馒头、包子、鱼肉、鸡蛋、鸡肉、土豆、香蕉、果酱等。少吃多餐，适当运动，用酸奶替代牛奶，以免腹部胀气。也可以用姜来刺激食欲。

　　总之，化疗期间的饮食对患者而言非常重要。此外，还应注意以下几方面。

　　1）保持室内空气清新；进食前可用淡盐水漱口，保持口腔清洁无异味；尽量坐起来进食和饮水。

　　2）试着与他人交谈或做深呼吸；家属最好陪同进餐；饮食多样化，尝试新食物和食谱；吃饭前散散步，可能会更增加食欲；独自吃饭的时候可打开收音机或电视机。

　　3）确保在化疗前可以吃些东西；大多数人在化疗前1小时

吃顿加餐或零食效果较好；化疗前提前做好计划，用隔热袋或冷藏袋带一小份饭或零食；如果副作用太强导致进食困难，就不要勉强。

　　4）确保每天摄入充足的液体或水。

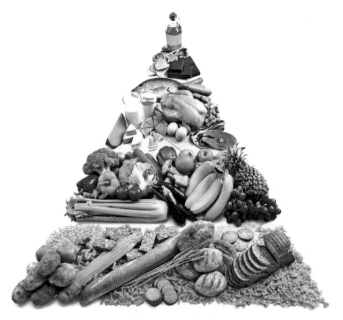

化疗期间患者应均衡饮食

89 化疗期间如何应对口腔溃疡

口腔溃疡是化疗后常见的并发症，经常因为疼痛而影响患者进食，并且可能会继发细菌感染。化疗后为什么容易出现口腔溃疡呢？我们知道，口腔由黏膜覆盖，与其他消化道黏膜一样，口腔黏膜细胞增生速度较快，增殖比较旺盛，因此这类细胞比较容易受到化疗药物的打击而造成损伤。同时，正常情况下，细菌和病毒在口腔内并不会致病，但在化疗期间，口腔黏膜受损，局部免疫功能下降，细菌和病毒会趁机作乱，加重口腔黏膜损伤。所以，化疗期间比较容易出现口腔溃疡。

一旦发生口腔溃疡，请立即咨询医生或护士如何正确处理口腔溃疡，及是否有药物可以缓解疼痛。如果医生建议继续进食，那么要注意以下几点。

（1）吃冷食或者常温食品：热和过热的食物会刺激脆弱的口腔及喉咙，故应避免食用。

（2）吃一些柔软易入口的食物：比如奶昔、婴儿食品、软水果（如香蕉和苹果酱）、土豆泥、煮熟的谷物等，也可以将煮食搅碎成泥。不吃有刺激性的和酸性食物、辣或咸的食物、干硬的食物。

（3）多喝水：含食冰片、冰棒或无糖的硬糖果；咀嚼无糖口香糖；使用黄油、肉汤、酱汁或菜汤湿润干食；用温水浸泡干食后再吃；吃软和糊状食物。

另外，可以使用含有止痛、抗菌成分的漱口水或口腔喷剂进行治疗。

脱发是癌症患者接受化疗后最为直观的外观变化。为什么化疗时会出现脱发，有没有办法可以避免脱发呢？

人体头皮大约有10万根头发，正常人每天会掉100～150根头发，新头发会不断生长以弥补掉下来的头发。而患者接受化疗后出现脱发有两种原因：一是头发渐渐变细，然后从中间断裂。二是发根被损伤，直接从根部掉下来。脱发也不仅仅是头发，眉毛和睫毛也会出现不同程度的脱落。

很多治疗乳腺癌的化疗药物都会导致脱发，如蒽环类（就是常说的"红药水"）、紫杉类药物等。脱发一般发生在首次化疗后2周左右的时间，但脱发不是永久性的，它只是化疗药物对毛囊的一种短暂性损伤，化疗结束后或者在化疗的最后几个疗程中头发会再生，但由于毛囊受到过损伤，再次长出来的头发可能会比较细软，甚至"卷曲"。

是否选择"不脱发方案"应该根据患者的具体病情来决定，不建议因为刻意地选择"不脱发方案"而影响化疗效果。当然，随着制药技术的发展，有一些药物出现了新的剂型（如脂质体多柔比星），可以在一定程度上减少脱发的发生率或程度。

另外，临床上减少脱发的常用方法有两种：一种是化疗前带上压力头套，给头皮血管施加一定的压力，减少血流量；另一种是给头皮降温，减少血流量，以尽可能降低头皮接受的化疗药物浓度。但这两种方法效果因人、因药而异，都不是太理想。尽管如此，化疗期间可以佩戴假发，脱发后还会长出新的头发，因此不必过分担心和困扰。

很多患者在治疗前担心化疗不良反应，然而在化疗后没有出现明显不良反应的时候，又开始担心化疗是不是无效。临床上，经常有患者会问：化疗后不良反应越大，疗效也就越好是吗？事实真是如此吗？

目前，治疗乳腺癌所用的化疗药物在杀灭肿瘤细胞的同时，对增生活跃的骨髓、胃肠道黏膜、生殖细胞、毛发和肝、肾等均有不同程度的损伤。大量的研究表明，乳腺癌的化疗剂量强度与乳腺癌化疗的疗效呈正相关。从这个观点看，似乎不良反应越大，化疗效果越好有一定道理。但其实，化疗效果和化疗副作用都是药物本身的作用，只不过药物的疗效是我们希望的，而副作用是我们不希望出现的，药物所具有的各个作用之间是无明显相关性的，所以化疗效果和化疗副作用之间也不具有明显的关联。过大的剂量会带来过大的毒性，有些毒性甚至是致死性的，严重影响患者的生活质量和化疗的耐受性，反而会影响患者下一周期化疗的正常进行。因此，乳腺癌化疗的反应越大越有效是没有科学依据的。

由于每个人对化疗的耐受程度不同，所以出现不同程度的化疗不良反应也是正常现象。另外，在化疗过程中医生常会使用止吐、制酸、保肝等保护性药物预防不良反应的发生，对于此类药物，每个人的疗效也不相同，所以最终不同人会出现不同程度的不良反应。相对来说，不良反应轻的患者对化疗的耐受性应该更好，从心理上也应该更容易接受后续化疗。

随着科学研究的发展，越来越多的高效低毒的化疗药物出现在临床。同时，也有许多预防、治疗不良反应的药物在使用。所以，患者化疗后不良反应出现的频率和程度越来越低，患者对化疗的耐受性越来越好。

因此，不要因为自己化疗的副作用小而担心化疗没有疗效，也不要因为副作用大而增加心理负担。把治疗和副作用的事情交给医生去处理，患者只需要"难得糊涂"，保持愉悦心情即可。

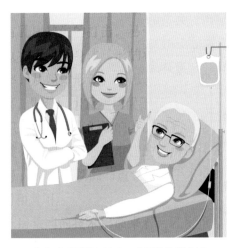

化疗时不要担心过多，应保持愉悦心情

老年患者由于缺乏警惕意识，常延误就诊，以致在诊断时已具有较大肿瘤负荷，肿瘤分期及腋淋巴结分期与其他年龄组患者有显著差异。

由于受到"乳腺癌必须触及乳腺肿块"和"不痛不痒的肿块不碍事"等错误观念的影响，部分老年乳腺癌患者就诊迟。另外，部分老年人因行动不便、经济困难，以及不愿意给子女增添麻烦等也导致就诊较晚。还有部分老年人在发现乳腺肿块后不到正规医院诊断，自行使用活血化瘀的外敷药物或局部按摩治疗，导致肿瘤提早扩散。这些老年乳腺癌患者初诊时影像学检查即表现病灶较大、侵犯范围宽、腋淋巴结肿大，甚至有远处转移。

既往有大量的研究数据表明，对于65岁以上的ER阴性的老年乳腺癌患者，化疗可以使各种原因造成的病死率下降15%左右。由此可见，65岁以上的老年乳腺癌患者仍然可以从化疗中获益，且激素受体阴性的患者是化疗获益的主要人群。蒽环类药物由于其心脏毒性，所以老年患者更倾向于选择非蒽环类药物。在化疗毒性方面，老年患者的化疗毒性高于年轻患者，但也有研究表明，老年人化疗的血液学毒性高于年轻人，而非血液学毒性似乎并不高于年轻人。

临床医生在为老年患者制订化疗方案时，会将老年患者的特点及化疗毒性考虑在内，从疗效、不良反应、效价比等方面综合考虑，为老年患者制订一个合适的可以耐受的化疗方案。

化疗可以和内分泌治疗联合吗

化疗和内分泌治疗都是乳腺癌治疗的基石，是乳腺癌十分常用的有效治疗方法。那么，化疗和内分泌治疗可以联合应用吗？两种方法联合是否比一种方法效果更好呢？

乳腺癌常用的化疗药物包括：环磷酰胺、蒽环类药物（如多柔比星、表柔比星）、紫杉醇、多西他赛、长春瑞滨、吉西他滨、氟尿嘧啶、卡培他滨、铂类药物（如顺铂、卡铂）等。常用的内分泌治疗药物包括：他莫昔芬、芳香化酶抑制剂如非甾体类（阿那曲唑）和甾体类（依西美坦）、孕酮类（甲地孕酮）、雄激素（氟甲睾酮）、大剂量雌激素（乙炔雌二醇）等。

内分泌治疗除了药物以外，还包括药物去势（LHRH类似物，如戈舍瑞林）、外科手术去势和放疗去势。

化疗和内分泌治疗这两大手段能否联合使用，起到"1+1 > 2"的效果呢？有研究表明，化疗药物与他莫昔芬同时使用会降低化疗的疗效，两者之间起不到协同的作用，因此不建议联合使用。临床上，也不建议芳香化酶抑制剂和化疗药物联合应用。对于激素受体阳性的患者，我们有更多的内分泌治疗的药物和方法可供选择，但需要根据患者当时的疾病状态和治疗的耐受性来选择。化疗和内分泌治疗，这两种治疗方式建议前后序贯使用而不是同时使用。

所以，治疗不是使用的手段越多，疗效越好，而是要根据患者的病期、疾病状态、身体条件来制订合理的治疗计划。

随着对肿瘤细胞生长、增殖、凋亡等分子机制研究的深入，靶向性治疗肿瘤成为可能。靶向药物通过阻断肿瘤细胞或相关细胞的信号转导来控制细胞基因表达的改变，从而抑制或杀死肿瘤细胞。肿瘤靶向治疗是当前的热门话题，在乳腺癌治疗中的地位也日趋重要。

乳腺癌靶向治疗是指针对与乳腺癌发生、发展相关的癌基因及其表达产物进行治疗。近年来，乳腺癌的靶向治疗取得了令人瞩目的进展，是近年来乳腺癌治疗研究最为活跃的领域，并有可能成为今后乳腺癌药物研究的主要方向。而针对 *HER-2/Neu* 基因研发的单克隆抗体新药曲妥珠单抗的巨大成功，更激励人们对肿瘤细胞的分子调控和靶向新药研究投入更大的精力。曲妥珠单抗是一种人源化单克隆抗体，是第一个用于临床的靶向治疗药物，主要用于治疗 HER-2 阳性乳腺癌，其作用机制是与 HER-2 受体结合后干扰后者的磷酸化及阻碍异源二聚体形成，抑制信号传导系统激活，从而抑制肿瘤细胞增殖。

化疗可以和靶向治疗联合吗？以曲妥珠单抗（赫赛汀）为例：曲妥珠单抗具有一定的心脏毒性，早期的临床研究是不建议与同样有心脏毒性的蒽环类药物同时使用的，而近年来，随着曲妥珠单抗使用得越来越广泛，临床医生对于曲妥珠单抗的心脏毒性也了解得越来越多，在定期的心脏功能的监测下，曲妥珠单抗也是可以与蒽环类药物同时使用的，前提是该患者没有基础心脏疾病或者影响心脏功能的其他疾病。曲妥珠单抗与紫杉类药物、长春瑞滨等其他化疗药物也是可以同时使用的，建议每3个月进行心脏超声检查以评估心脏功能。

乳腺癌的内分泌靶向治疗主要是针对ER阳性且HER-2阴性的晚期乳腺癌，近年来，随着磷脂酰肌醇激酶（PI3K）抑制剂、周期蛋白依赖性激酶（CDK4/6）抑制剂等靶向治疗的研究，对ER阳性且HER-2阴性晚期乳腺癌治疗有了新的突破。尤其是内分泌治疗与CDK4/6抑制剂靶向治疗有协同作用，两者联合在乳腺癌治疗上有了很大的突破。对于绝经后女性或尚未绝经但进行了卵巢功能抑制的ER阳性晚期患者，使用非甾体芳香化酶抑制剂和CDK4/6抑制剂已经是非内脏危象患者的一线治疗。

对于既往我们认为内分泌治疗耐药的患者，如使用芳香化酶抑制剂治疗期间出现疾病进展的患者，或者是在手术后使用芳香化酶抑制剂辅助治疗1年内出现复发、转移的患者，在内分泌靶向治疗模式出现以前，可能不会再考虑继续使用内分泌治疗了。但是现在，这部分患者使用氟维司群联合CDK4/6抑制剂可以逆转内分泌耐药。如果内分泌治疗联合CDK4/6抑制剂的方案也耐药了怎么办呢？如果耐药与细胞周期相关，那么更换其他的CDK4/6抑制剂可能也会有效，如果耐药与细胞周期不相关，这时CDK4/6抑制剂可能就不起作用了。

对于ER阳性且HER-2阴性的晚期乳腺癌患者来说，大约40%的患者存在*PIK3CA*突变，PI3K抑制剂Alpelisib联合内分泌治疗也显示出了不俗的疗效。尽管Alpelisib还没有在国内上市，但从目前的研究来看，Alpelisib联合氟维司群治疗可以显著延长病情进展的时间，降低死亡风险，达到长期控制肿瘤的目的。

96 为什么要通过大的血管输注化疗药物

最常见的输液方式是使用周围静脉，俗称"打静脉针"，对于一般的治疗，这种注射方式基本能够满足要求，但是对于化疗而言，就显得不太合适了。

首先，周围血管管径较小且容易塌陷，血流速度较慢，药物在局部停留时间较长、浓度较高，许多化疗药物有刺激性，会对血管壁产生化学刺激或直接对血管产生损坏，如氟尿嘧啶、紫杉醇等，可导致血管通透性增加，引起静脉炎；长期反复化疗会导致静脉壁僵硬，容易渗漏，而且局部皮肤会出现色素沉着，出现沿血管走向的特征性"枯枝样改变"。

其次，一旦某些刺激性强的化疗药物渗漏到皮下，如长春瑞滨等，有可能会引起皮肤坏死、溃破。

因此，为了避免出现上述问题，现代化疗主张通过大血管置管进行给药，由此，深静脉置管技术随之发展起来。深静脉置管不仅可以避免浅静脉用药时的频繁穿刺、药物外渗、静脉炎等不良反应，而且可长期连续用药，维持恒定的血药浓度，提高疗效。同时，患者能够保持较自由地活动，不像打浅静脉针，患者基本上要躺在病床上输液。

目前临床上最常采用的是颈内静脉、锁骨下静脉置管。因上述静脉管径粗，血流量多，药物随时被稀释、吸收，从而相对减少了对血管壁的刺激，减轻了多次穿刺的损伤、疼痛及药物外渗引起的静脉炎。而置管的方式有中心静脉导管（PICC）、深静脉置管、输液港等。

1）经外周静脉置入的中心静脉导管是从外周静脉（贵要静脉、肘正中静脉、头静脉）穿刺插管，其尖端位于上腔静脉。

PICC置管越来越普遍，从开始的盲穿到现在B超定位。

2）深静脉置管术通常是指自颈内静脉穿刺或经锁骨上、下径路，锁骨下静脉穿刺置管入上腔静脉。

3）输液港是一种可以进入静脉血管并完全植入体内的装置，可反复用于静脉用药、补液、输注肠外营养液及血制品等，同时也可用于血样采集。

三种常用输液方式的比较

项　目	普通静脉输液	中心静脉置管	输液港
穿刺血管	外周静脉	中心静脉	中心静脉
埋置方式	外露	外露	置入皮下（可以正常洗澡）
穿刺方式	直接穿刺血管，困难	穿刺肝素帽，方便	穿刺皮下静脉港，方便
保留时间	不能保留	保留3~6个月	终身保留
维护周期	无	每周2次冲管	每月一次冲管
皮肤血管刺激性	对外周血管刺激性大	对皮肤针眼刺激明显	无刺激
管腔大小	管腔小，容易阻塞	管腔较小，容易阻塞	管腔大，可以快速输液

在化疗药物发挥抗肿瘤作用的同时，也有可能会对女性患者的卵巢功能产生明显的影响。卵巢功能受到影响的患者，体内雌激素水平下降，促性腺激素水平升高，反映出患者的卵巢功能已出现了衰退现象。如对这些有卵巢功能衰退的妇女进行检查，可发现存在卵子缺乏，或没有卵泡成熟的情况。

通常这种卵巢功能衰退，相当一部分是有时间性的，并且是可以逆转的。具体可表现为患者的月经不规律或闭经，部分患者（特别是年轻患者）在停用抗肿瘤药物后仍可恢复月经周期。少数患者更为严重的是在使用抗肿瘤药物治疗后，卵巢破坏达到相当程度时，可出现持续闭经。

对于使用促黄体生成素释放激素类似物（LHRHa），如戈舍瑞林、亮丙瑞林进行内分泌治疗的患者，月经通常会停止，不过不用特别紧张，一般不需要看妇科。但是如果停经一段时间后月经又出现，而且不规律或伴有其他异常，如下腹疼痛、白带异常，则需要到妇科就诊，明确病因。

需要注意的是，使用他莫昔芬、托瑞米芬进行内分泌治疗的患者，可出现子宫内膜增生，偶尔会有癌变可能发生，所以这类患者需要定期进行妇科随访。

化疗药物通常会使肿瘤患者出现一些不良反应，需要给予防护和密切观察，具体如下。

（1）可抑制骨髓的造血功能：患者长期或大量使用化疗药物可不同程度地抑制骨髓的造血功能，使体内的血细胞数量下降，甚至会导致再生障碍性贫血。因此，在化疗时要严格掌握患者使用化疗药物的时间和剂量，持续监测血常规，异常时应及时处理。必要时患者可采用口服或者皮下注射生血药物等支持疗法来减轻化疗的这一副作用。

（2）可损害肾功能：许多化疗药物，如甲氨蝶呤、丝裂霉素、多柔比星、铂类制剂等都对患者的肾功能有毒害作用，易使患者出现水肿、少尿或无尿、恶心、呕吐甚至昏迷等症状。因此，在化疗时，应密切观察患者肾功能指标的动态变化，防止患者出现肾功能衰竭。

（3）可损害肝功能：患者长期或大量地使用化疗药物可造成肝功能损害，出现急性而明显的肝细胞损伤的症状，如黄疸、转氨酶升高、急性药物性肝炎等，也可使者产生凝血障碍或蛋白质合成障碍，引起出血、低蛋白血症、水肿、腹水等。

（4）对心脏有毒害作用：有些化疗药物，如多柔比星、环磷酰胺、氮芥、甲氨蝶呤及长春新碱等都对心肌有毒性作用。患者在应用这些药物时容易出现房性或室性期前收缩、室上性心动过速等症状，严重的可导致充血性心力衰竭及心肌病变。因此，在使用上述药物进行化疗时要对患者密切观察，必要时加强心电监护，严格地控制用药剂量，减轻化疗药物对患者心脏的毒害作用。

（5）对神经系统有毒害作用：有些药物，如长春新碱、秋水仙碱、甲氨蝶呤、丝裂霉素及氟尿嘧啶等都对人的神经系统有毒害作用。患者一般在应用上述药物化疗6～8周后，就可能出现周围神经炎、四肢末梢疼痛或感觉丧失、腱反射低下或消失及面神经麻痹等症状，个别患者也可能出现复视、斜视等眼肌调节障碍。

（6）对皮肤有毒害作用：化疗药物可使患者的皮肤出现干燥、红斑、色素沉着及浅表的溃疡等症状，严重时可导致糙皮病或剥脱性皮炎等。

（7）可引起过敏反应：化疗药物一般不会使患者出现过敏性休克，但环磷酰胺、甲氨蝶呤等化疗药物可能会使患者出现全身性的过敏反应，如皮肤充血、皮疹等，严重的可导致支气管哮喘等。因此，在使用这些化疗药物时，一定要对患者进行密切的观察，一旦患者出现过敏反应，要立即进行抗过敏治疗。

（8）可引起脱发：化疗药物的作用靶标是包括肿瘤细胞在内的迅速分裂的细胞，而人体的毛囊细胞总是在不停地分裂，由于化疗药物不能区分肿瘤细胞和正常增生的细胞，因而患者在进行化疗时常出现脱发。

总体来说，化疗是安全的。化疗期间需要做好必要的防护、观察，为下一疗程的治疗创造有利条件。

放射治疗是肿瘤综合治疗的三大主要治疗手段之一，是采用高能量的射线，通过电离辐射来破坏和杀灭肿瘤细胞，有60%～70%的肿瘤患者需要接受放射治疗。随着计算机技术、医学影像技术和图像处理技术的不断发展，放射治疗新技术，如立体定向放射治疗、三维适形放疗、调强放疗、图像引导放疗及质子治疗技术等先后问世，并不断发展完善。

术前放疗可起到降期、提高乳房保留比例或使不可手术的患者重获手术的机会，术后放疗能够减少乳腺癌复发，也可用于无法手术的晚期乳腺癌患者。

在疗效方面，放射治疗的疗效取决于放射敏感性，不同组织和器官及各种肿瘤组织在受到照射后出现变化的反应程度都各不相同，乳腺对放疗较为敏感。同时，放射敏感性也与肿瘤细胞的增殖周期和病理分级有关，即增殖活跃的细胞比不增殖的细胞敏感，细胞分化程度越高，放射敏感性越低，反之愈高。此外，肿瘤细胞的氧含量直接影响放疗的敏感性，如早期肿瘤体积小，血运好，乏氧细胞少时放疗疗效好，晚期肿瘤体积大，瘤内血运差，甚至中心有坏死，则放疗敏感性低。因此，保持照射部位清洁，预防感染、坏死，是提高放疗敏感性的重要条件。

放疗能减少癌症向身体其他部位扩散的可能，是挽救生命的重要手段。即使是局部复发的"低危"患者，也不能证实免除放疗是安全的。乳腺放疗仍然是保乳治疗不可分割的一部分。保乳术后的全乳放疗可以将早期乳腺癌术后的10年局部复发率降低到原来的1/3，所以原则上所有保乳手术后的患者都具有术后放疗的适应证。70岁以上、病理为Ⅰ期、激素受体阳性、切缘阴性的患者鉴于绝对复发率低，全乳放疗后乳腺水肿、疼痛等不良反应消退缓慢，可以考虑单纯化疗、内分泌治疗而不行放疗。高危患者乳腺切除术后也需行胸壁和区域淋巴结的预防性放疗。全乳切除术后放疗可使腋淋巴结阳性的患者5年局部（区域）复发率降低到原来的1/4左右。

乳腺癌术后的放疗原则具体如下。

1）象限病变小于5厘米、腋淋巴结无转移者不做术后放疗。

2）各象限病变，腋淋巴结有转移者，照射胸壁、锁骨上下区。

3）腋窝清扫不彻底，有淋巴结外侵犯，淋巴结融合成团或与周围组织固定时，术后应放疗全腋窝区。

4）乳腺原发灶大于5厘米，皮肤有水肿、破溃、红斑或与胸肌固定，腋淋巴结转移20%或4个者，术后应加胸壁放疗。

5）保乳手术后需要放疗。

此外，内象限或中央区病灶，有时可以考虑照射内乳淋巴结。至于乳腺癌术后多久放疗，还要根据患者的具体情况具体分析，常在辅助化疗完成后进行。

总体来说，放疗的副作用不大，主要有以下几点需要注意。

（1）疲劳：放疗时，因身体消耗了很多的能量，同时由于放疗对正常细胞的影响，容易引起疲劳。当患者感到疲劳时，应该充分休息，安排好生活，保证睡眠和足够的营养补充。

（2）皮肤副作用：放疗期间，医师应定期检查放射野内的皮肤反应，一旦出现皮肤红肿或干性脱皮，可停照2～3日以避免皮肤损伤进一步发展而产生湿性脱皮。照射区域的皮肤出现充血、水肿，甚至出现渗液和糜烂时，应暂停放疗，要保持患部清洁，严防感染。可选用清油来对付皮肤干燥，如皮肤过于湿润，可涂些玉米粉。当皮肤发红或转成棕色时，要注意不可让治疗部位遭受日晒，一般在放疗结束后数周内即可消失。如发现皮肤皲裂、起疱，一定要找医生求治。切勿随意乱用香粉、香霜、油膏及其他市售的护肤用品。

（3）腋毛脱落：要防止毛发脱落是很难做到的，但放疗结束后，多数患者的腋窝处会重新生长出毛发。

（4）消化道反应：恶心、呕吐是肿瘤放疗时常见的副作用，大多数是由放疗引起胃肠功能紊乱造成的。此时患者应注意卧床休息，多饮水，以利代谢物的排泄。吃易消化的食物，不要吃过甜、辛辣、油腻和气味不正的食物，可吃些咸味的点心和食物。厌食是最早出现的症状之一，也是放疗过程中的一种副作用，可食用些开胃食品如山楂等。良好的饮食习惯、营养丰富的膳食和多样化的食谱可能会刺激食欲。如果消化道反应严重，可停止放疗。

（5）造血系统损害：部分患者在放疗过程中可出现外周血象包括白细胞、红细胞和血小板的下降。由于白细胞和血小板的寿命很短，因此外周血中计数很快下降，而红细胞的生产时间很长，贫血出现较晚。单纯放疗一般不易引起明显的血象下降，对下降明显者，应选用升高血象的药物。对于血象下降严重者，应停止放疗，及时纠正，应用抗生素预防感染。

（6）免疫力减退：目前临床使用的放射线在杀死肿瘤细胞的同时，不可避免地会影响正常组织，使机体免疫功能减退。皮下注射胸腺素等可提高免疫力。

小贴士

放疗的原理是利用放射线作用于细胞时产生的电离效应，并在组织局部释放大量能量，使肿瘤细胞在代谢、生长和分裂等方面都受到影响和打击，最终导致肿瘤细胞破裂、坏死，从而达到治疗的目的。乳腺癌是对放疗较为敏感的肿瘤，乳腺癌的放疗具有以下特点：

· 对人体正常组织的破坏性较小，可以避免或减少对人体外形美观的损害。

· 受解剖学的限制性较小，手术无法切除的淋巴结转移癌，采用放疗则很容易达到治疗目的。

· 某些晚期乳腺癌出现骨、脑、肝转移无法手术者，放疗仍有效。

· 有手术禁忌证的患者可进行放疗。

内分泌治疗是激素受体阳性乳腺癌治疗的重要手段之一，其目的是降低肿瘤复发率，延长生存期，提高总生存率。如果专业医生建议给予内分泌治疗，还是要接受的，通常这种治疗可以进一步降低乳腺癌复发或进展的风险。

对于术后的辅助内分泌治疗，应依据患者年龄、月经状况、合并疾病等做出不同的选择，目前的治疗时间为 5～10 年。内分泌治疗对于绝经前和绝经后患者的治疗方案并不完全一样。

（1）绝经前患者：一般情况下，首选他莫昔芬 20 毫克/日，使用 5 年。治疗期间注意避孕，并每半年至 1 年进行一次妇科检查，通过 B 超了解子宫内膜厚度。服用他莫昔芬 5 年后，患者仍处于绝经前状态，部分患者（如高危复发）可考虑延长服用至 10 年。

（2）绝经后患者

1）第三代芳香化酶抑制剂可用于所有绝经后的激素受体阳性的患者，尤其是具备以下因素的患者：① 高度复发风险患者；② 对他莫昔芬有禁忌，或使用他莫昔芬出现中、重度不良反应的患者；③ 使用他莫昔芬（20 毫克/日 ×5 年）后有高度风险患者。

2）芳香化酶抑制剂可以从一开始就应用 5 年；也可以在他莫昔芬治疗 2～3 年后再转用芳香化酶抑制剂满 5 年；或在他莫昔芬用满 5 年之后再继续应用 5 年芳香化酶抑制剂；还可以在芳香化酶抑制剂应用 2～3 年后改用他莫昔芬满 5 年。不同的芳香化酶抑制剂种类都可选择。

3）绝经后乳腺癌患者也可单独选用他莫昔芬（20 毫克/日 ×5 年），这是有效而经济的治疗方案；也可选用他莫昔芬以外的其他雌激素受体调节剂，如托瑞米芬。

值得注意的是，芳香化酶抑制剂可导致患者骨密度下降或骨质疏松，因此在使用这些药物前常规推荐骨密度检测，以后在药物使用过程中，每6个月监测一次骨密度。并进行T评分，T评分<-2.5，为骨质疏松，可开始使用双膦酸盐治疗；T评分为-2.5～-1.0，为骨量减低，可给予维生素D和钙片治疗，并考虑使用双膦酸盐；T评分>-1.0，为骨量正常，不推荐使用双膦酸盐。

小贴士

对于激素受体阳性的乳腺癌患者，手术切除乳腺癌病灶后需要接受内分泌治疗。医生会依据患者年龄、月经状况、合并疾病等情况做出不同的选择。而对于绝经前和绝经后患者，内分泌治疗的药物选择是有所区别的。因此，患者一定要在医生的指导下明确自己的月经状态，避免"假绝经"的出现。同时，服用内分泌治疗期间，也要按照医生的要求定期复查，避免药物副作用的出现，并及早发现疾病的变化。

常用的内分泌治疗药物有以下三类。

（1）雌激素受体拮抗剂：主要药物有他莫昔芬和托瑞米芬，其作用是和雌激素竞争性地与受体结合，从而阻断雌激素对肿瘤细胞的活化作用，此药可用于绝经前后患者的一线治疗，疗效肯定，价格较便宜。

（2）芳香化酶抑制剂：主要药物有来曲唑、阿那曲唑和依西美坦，其作用机制是通过抑制芳香化酶来阻断绝经后妇女雌激素的转化，使雌激素的水平下降，可应用于绝经后乳腺癌患者的一二线治疗。临床试验资料显示，其疗效优于他莫昔芬，但价格较贵。

（3）促黄体生成素释放激素类似物：这类药物包括戈舍瑞林、亮丙瑞林等，主要作用是抑制月经周期，产生药物性停经，使雌激素降低至绝经后的水平，与雌激素受体拮抗剂或芳香化酶抑制剂联合应用于绝经前进展期乳腺癌，可进一步提高疗效，但价格昂贵。

在临床应用中，激素受体阳性的乳腺癌患者一般都要接受内分泌治疗。对于术后的辅助内分泌治疗，可依据患者年龄、月经状况、合并疾病等做出不同的选择，目前的治疗时间为5～10年。绝经前的患者可使用雌激素受体拮抗剂进行治疗，或者通过促黄体生成素释放激素类似物、手术、放疗等手段，使患者处于绝经后状态，然后使用芳香化酶抑制剂来进行治疗；绝经后患者一般使用芳香化酶抑制剂来进行治疗。对于转移性的乳腺癌，内分泌治疗要一直用药，直到病情出现进展。而具体的治疗方案，应该和医生进行充分讨论后制订，以保证最理想的疗效。

乳腺癌的辅助治疗主要包括系统性治疗（化疗、内分泌治疗、靶向治疗）和局部治疗（辅助放疗），这些治疗手段会不会损害女性的卵巢功能和生育能力呢？

（1）化疗：化疗对卵巢功能和生育有明确的负面影响，主要表现在化疗可以引起一过性闭经或永久性闭经，化疗药物对卵巢的毒性以环磷酰胺最大。此外，化疗是否会引起闭经与患者的年龄高度相关，出现的概率也随年龄增长而增加。不过，临床实践中，促性腺激素释放激素（GnRH）类似物可以减轻化疗引起的卵巢功能损害。GnRH是下丘脑分泌作用于垂体的一种激素，GnRH类似物包括GnRH激动剂和GnRH拮抗剂两类。目前在乳腺癌领域使用及研究较多的为GnRH激动剂，其中以戈舍瑞林（诺雷德）为代表，这类药物可能会使绝经前乳腺癌患者在化疗结束后仍可恢复规律月经周期而保持生育功能。意大利有研究表明，应用GnRH类似物，可以使乳腺癌化疗导致的闭经比例显著减少，似乎这个趋向是肯定的，国内也有越来越多的乳腺癌中心开始在年轻乳腺癌患者化疗时合用GnRH类似物以保护卵巢功能。

（2）内分泌治疗：绝大多数年轻乳腺癌患者在接受内分泌治疗前已接受化疗，以致他莫昔芬对卵巢的作用难以评估。部分研究认为使用他莫昔芬会增加卵巢早衰的风险，也有人认为使用他莫昔芬不会对生育功能造成影响。动物研究表明，长期在他莫昔芬暴露下，有导致胎儿畸形及乳腺肿瘤发病率增加的风险，主张接近怀孕和怀孕期间应避免服用他莫昔芬。

（3）其他疗法：靶向治疗药物如曲妥珠单抗（赫赛汀）、拉帕替尼、阿瓦斯汀等，目前尚没有关于损害卵巢功能的报道。放疗对卵巢的毒性极小，只有很少的射线在放疗时能达到盆腔。传统的中医药在乳腺癌治疗中仍占有一席之地，不同的中成药对生育能力及妊娠的影响会有所区别，对于准备妊娠的乳腺癌患者，应慎重使用。

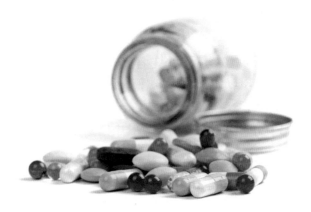

辅助化疗时要注意对卵巢功能的影响

卵巢功能抑制（卵巢去势）是通过某种方法使得卵巢功能暂时性或永久性丧失，使其丧失雌激素和孕激素分泌功能，从而使患者处于绝经后状态，随后再按照绝经后内分泌治疗原则来选择相应的内分泌药物进行治疗。这是绝经前乳腺癌患者可以选用的治疗方法。常用的卵巢功能抑制方法包括促黄体生成素释放激素类似物、卵巢切除、卵巢放疗等。

未绝经的乳腺癌患者，如果用雌激素受体拮抗剂，可以不联合卵巢功能抑制。但有证据显示，术后辅助治疗时两者联合对于高危患者可能会减少复发；如未绝经患者拟使用芳香化酶抑制剂或雌激素受体下调剂，就一定要联合卵巢功能抑制，以同时抑制卵巢和外周产生的雌激素，否则就达不到治疗效果。

卵巢去势推荐用于下列绝经前患者。

1）一些有着高危复发风险的患者群体需要接受化疗，若化疗后仍未绝经，在他莫昔芬基础上联合卵巢功能抑制可能会进一步降低复发风险，尤其是对于年轻（＜35岁）的患者。卵巢去势后也可考虑与第三代芳香化酶抑制剂联合应用。

2）不愿意接受辅助化疗的中度风险患者，可同时与他莫昔芬联合应用。

3）对他莫昔芬有禁忌者，可选择卵巢功能抑制联合芳香化酶抑制剂。

当然，我们也要特别注意卵巢功能抑制可能带来的副作用，如生育功能丧失和一些绝经症状，包括抑郁、高血压、糖尿病和骨质疏松等。而对一些要求保留生育功能的患者就不能选择手术或放疗的方式进行卵巢功能抑制。

内分泌治疗又叫激素治疗，是通过改变人体内分泌状况来进行肿瘤治疗的一种方法。内分泌治疗作为乳腺癌治疗的一大特色，来曲唑、阿那曲唑及依西美坦等芳香化酶抑制剂（AI）的应用十分广泛，可用于绝经后女性。规范的内分泌治疗至少需要5年，有些患者可能甚至需要10年。虽然内分泌治疗所需时间较长，但其完成度直接与患者预后相关。当然，内分泌治疗也有一定的副作用，主要是与激素水平的变化有关。

内分泌治疗常见的副作用包括嗜睡或失眠、疲乏、头晕、头痛、面色潮红等神经症状；还可出现月经紊乱、阴道分泌物增多、阴道出血等；有的患者可出现水肿、体重增加；另外，骨质疏松也较常见。这些症状不是每一位患者都会发生，只是在服用某一种药物时有可能发生。停药后，症状会逐渐消失。接受内分泌治疗的患者必须在医生的指导下用药，药物剂量要准确，要按时服用，不得随便自行停药。

此外，还有一些少见或罕见的副作用，虽然发生率低，但是后果严重，如他莫昔芬和托瑞米芬可引起子宫内膜增厚，进而有很小的发生子宫内膜癌的风险。所以，使用这类药物时要定期进行妇科随访观察。AI能够抑制雌激素生成，因而对骨代谢的影响十分明显。最常见的副作用是骨质流失或骨质疏松，骨质疏松会增加骨折风险。因此服用AI的女性患者应定期进行骨密度检测，避免并发症的发生。

总的来说，内分泌治疗药物的副作用发生率相对较低，绝大多数患者可以长期、安全地使用。

什么是免疫治疗？简单地说，肿瘤的发生是肿瘤细胞出现不同于正常机体的异常突变所致，而这些异于正常机体的突变是发生在人体免疫系统监视之下的。肿瘤细胞不同于正常细胞，它所分泌或细胞溶解后产生的一些物质，我们称为"新抗原"。这些新抗原一旦出现，人体免疫系统中的"安全卫士"——T淋巴细胞就能通过递呈细胞传输识别到。随即T淋巴细胞通过对比立即认识到这些"不是自己人"的蛋白，从而招募免疫杀伤细胞对"异类"也就是肿瘤细胞进行杀伤、清除。绝大部分早期的肿瘤突变都可以通过免疫监视这个过程被清除。

然而，肿瘤细胞亦非等闲之辈，它们自身表达一些抑制免疫反应的分子来对抗机体对其的免疫监视，比如PD-L1、IDO、IL-10和TGFβ等。同时我们自身的免疫系统和肿瘤"征战"久了就会产生一种表现为T淋巴细胞耗竭的"免疫耐受"现象，这时T淋巴细胞表面同样会表达一些抑制性分子，比如PD1、TIM3、LAG3等。T淋巴细胞自身的这些抑制分子，如PD-1，与肿瘤细胞上的PD-L1结合在一起，就像"刹车"按钮一样让本来T淋巴细胞识别肿瘤细胞并杀伤它的免疫活动停止，呈现出"免疫耐受"的状态。更有甚者，耗竭状态下的T淋巴细胞甚至会释放IFN-γ，诱导肿瘤微环境里的PD-L1和IDO上调，让自身的免疫系统不得发挥作用，缴械投降。这就是很多直接刺激肿瘤免疫反应药物无法产生作用的原因。

通常，我们称这些"T淋巴细胞上肿瘤抑制性通路"的关节点为免疫卡控点。目前研究的相关靶点有CTLA4、PD-1、PD-L1等。针对研究比较热门的PD-1和PD-L1结合点，科学家设计研发出了能竞争性结合 PD-1 或者 PD-L1 的药物。它们能阻断 PD-1 和 PD-L1 及其他配体的结合，从而抑制免疫耐受这种"免疫刹车"现象的出现，重新使免疫系统激活，活化的 T 淋巴细胞再次对肿瘤细胞进行识别和杀伤，有效控制肿瘤。这就是 PD-1 相关的免疫治疗。

由于肿瘤微环境有明显的免疫抑制性，所以先用免疫卡控点解除免疫抑制环境理论上是治疗肿瘤的明智选择。这确实也是近几年肿瘤治疗取得的一个突破性进展，但目前免疫治疗在各瘤种中的应用还在进一步探索中。

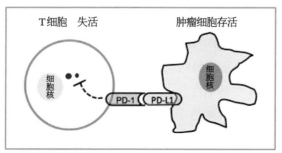

T细胞表面的PD-1受体被肿瘤细胞表面的PD-L1占据，使得T细胞不能发挥杀死肿瘤细胞的细胞毒作用。

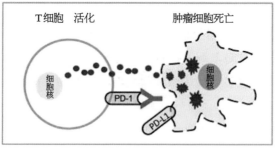

阻断PD-L1与PD-1结合，恢复了T细胞的活性，进而导致肿瘤细胞的死亡。

PD-1/PD-L1 抑制剂治疗原理

目前CDK4/6抑制剂的使用已经在晚期乳腺癌治疗中起了非常大的作用，通常联合内分泌治疗给HR阳性/HER-2阴性晚期乳腺癌患者带来显著的生存获益。近年来，CDK4/6抑制剂的使用也实现了从疾病晚期到早期的推进。

那么，什么是CDK4/6抑制剂？周期蛋白依赖性激酶（CDK）是细胞周期调控的重要因子，这些CDK与周期蛋白结合形成复合体，驱动细胞分裂周期，促进细胞分裂和增殖。其中CDK4和CDK6是人体细胞分裂增殖周期的关键条件蛋白。在乳腺肿瘤中，这两种激酶过度活跃，CDK4/6抑制剂可通过选择性抑制CDK4/6功能，阻止肿瘤细胞分裂。但并不是所有肿瘤细胞都依赖CDK的激活增殖和分裂，目前发现雌激素受体阳性的乳腺癌中，存在CDK4/6过度激活。目前我国仅有2款CKD4/6抑制剂获批上市，哌柏西利（爱博新）用于雌激素受体（ER）阳性和HER-2阴性的绝经后乳腺癌患者的治疗；阿贝西利用于ER阳性、HER-2阴性的局部晚期或转移性乳腺癌；即将上市的SHR6390片联合氟维司群适用于ER阳性、HER-2阴性的经内分泌治疗后进展的复发或转移性乳腺癌。

现有的3个CDK4/6抑制剂中有2个已经报道了在早期乳腺癌辅助治疗中应用的研究结果。对于高危、淋巴结阳性、HR阳性/HER-2阴性早期乳腺癌患者，选择Abemaciclib联合内分泌治疗可以降低早期远端转移的风险。但是哌柏西利却没有给患者带来明显的受益。此外，Ribociclib联合内分泌治疗用于HR阳性/HER-2阴性早期乳腺癌的效果如何也在进行当中。

近年来，多腺苷二磷酸核糖聚合酶（PARP）抑制剂成为乳腺癌治疗研究的新热点。PARP抑制剂主要是通过抑制肿瘤细胞DNA损伤修复、促进肿瘤细胞发生凋亡，从而达到控制肿瘤的作用。目前已经上市的药物包括奥拉帕利、尼拉帕利、鲁卡帕利、帕米帕利等。PARP抑制剂对存在乳腺癌易感基因 *BRCA1* 和/或 *BRCA2* 胚系突变的转移性乳腺癌患者的效果比较好。在所有乳腺癌患者中约有5%的患者携带基因 *BRCA1/2* 胚系突变，多见于有乳腺癌家族史者、年轻女性、三阴乳腺癌(TNBC)等，在三阴乳腺癌患者中这一比例大约有20%。

随着研究的深入，PARP抑制剂的适用人群也在不断扩大。除了 *BRCA1/2* 胚系突变，还有许多其他基因如 *ATM*、*BARD1*、*BRIP1*、*CDK12*、*CHEK1*、*CHEK2*、*FANCL*、*PALB2*、*RAD51B*、*RAD51C*、*RAD51D*、*RAD54L* 等也能导致DNA双链断裂修复，这些基因我们称之为同源重组修复（HRR）。当肿瘤细胞DNA出现双链断裂，除了HRR基因突变可以导致DNA损伤修复失败以外，还有其他已知或者未知的原因也会导致DNA双链的同源重组修复缺陷（HRD）。存在HRD的HER-2阴性患者也可以从PARP抑制剂中取得良好的治疗效果。所以如果是存在 *BRCA1/2* 胚系突变、HRR或HRD且HER-2阴性的局部晚期或转移性乳腺癌患者，会建议在一线或后线使用PARP抑制剂单药治疗，疗效也比较好。

对于存在 *BRCA1/2* 基因体细胞突变或HRD的患者来说，使用PARP抑制剂联合PD-L1抑制的方法，初步研究表明可以进一步提高患者的疗效。

1987年，科学家发现，大约30%的乳腺癌患者存在表皮生长因子受体2（HER-2）基因的扩增或过表达，并且HER-2阳性乳腺癌具有易复发、易转移、进展快等特点，常常预后不佳。第一个抗HER-2靶向药物——曲妥珠单抗于1998年获得美国FDA批准上市。曲妥珠单抗的问世，显著改善了HER-2阳性患者的生存结局，可以说是乳腺癌靶向治疗领域的里程碑事件。

下面主要介绍一下两个抗HER-2靶向药物新星——吡咯替尼和奈拉替尼。

（1）吡咯替尼：作为目前唯一中国原研的抗HER-2靶向药物，其推荐地位正在不断前移，主要联合卡培他滨，适用于治疗HER-2阳性、既往未接受或接受过曲妥珠单抗的复发或转移性乳腺癌患者。在2020年美国临床肿瘤学年会上，吡咯替尼在肝癌和乳腺癌的两项研究结果同时登上大会，这在中国制药史上还是头一次。

（2）奈拉替尼：是目前首个获批且唯一用于HER-2阳性早期乳腺癌强化辅助治疗的小分子药物。它是一种口服的不可逆的泛HER酪氨酸激酶抑制剂（TKI），可作用于HER-1、HER-2、HER-4三个靶点。通过阻止泛HER家族（HER-1、HER-2和HER-4）及其下游信号通路转导，抑制肿瘤生长和转移。研究发现，HER-2阳性早期乳腺癌患者接受含曲妥珠单抗辅助治疗以后，序贯使用奈拉替尼能显著降低乳腺癌患者的复发风险，并且其在新辅助治疗、后线治疗中也获得了不错的疗效。

什么是ADC药物

ADC，即antibody-drug-conjugates的缩写，中文名称为抗体药物偶联物，顾名思义，是由抗体、细胞毒性药物及将两者桥接在一起的偶联物组成。它的出现，可以说大大发挥了1+1＞2的效果，改善了乳腺癌治疗的一大瓶颈。传统的细胞毒类化疗药物虽然抗肿瘤作用明显，但副作用较大，要在局部达到有效的药物浓度需要加大药物剂量，很多患者无法耐受，因此只能作罢。近年来新型的单克隆抗体，虽然可以精准地与靶点结合，但杀伤力有限，无法完成高效杀瘤。在这种情况下，ADC药物应运而生。

如果把ADC比作一个可以自动瞄准的导弹，那么抗体就是导弹的巡航系统，它能够特异性地识别靶点，并引导药物到达病灶；偶联物就是连接器，当导弹到达指定位置，偶联物在肿瘤局部微环境下发生断裂，从而释放出杀伤力极强的弹头——细胞毒素。细胞毒素主要靶向癌细胞的DNA和微管蛋白，抑制肿瘤细胞的增殖功能，从而诱发细胞死亡和凋亡。

1998年，FDA批准了首个人源性单克隆抗体——曲妥珠单抗（又名赫赛汀），为ADC药物的发展奠定了基础。2013年，赫赛汀的下一代——赫塞莱（T-DM1）在美国获批上市，它是由赫赛汀和细胞毒药物通过偶联物组成。2020年，赫塞莱在我国获得国家药品监督管理局批准，成为国内首个批准上市的抗体偶联药物，用于接受过紫杉烷类联合曲妥珠单抗为基础的新辅助治疗后仍残存侵袭性病灶的HER-2阳性早期乳腺癌患者的辅助治疗。

作为抗体-小分子药物偶联剂，ADC药物与单纯直接使用抗体+化药的联用治疗方法相比，可以显著性提高肿瘤患者生存期。随着技术的发展与完善，ADC药物将给更多人带来福音。

三阴性乳腺癌即乳腺癌主要的三大受体（雌激素受体、孕激素受体、HER-2）均为阴性，这种类型的乳腺癌侵袭性强、容易发生复发和转移，是"最凶险的乳腺癌"。由于三大受体表达都是阴性的，所以对内分泌治疗及抗 HER-2 靶向治疗都没有反应，并且缺乏明确的作用靶点，目前临床治疗主要以手术结合放、化疗为主，标准治疗后预后仍然较差。

　　中山大学肿瘤防治中心团队的一项临床研究指出，早期三阴性乳腺癌患者在标准治疗结束后，继续使用低剂量、高频卡培他滨维持治疗方案，可显著提高 5 年无病生存率。卡培他滨是一种口服的化疗药，经过肠道黏膜吸收后在肿瘤组织内经胸苷磷酸化酶催化为氟尿嘧啶。使用起来简单方便，患者居家自行口服即可，不良反应也比较可控，所以包括乳腺癌在内的很多肿瘤都使用卡培他滨进行治疗。需要注意的是，要遵医嘱按时按量口服，最好在饭后半小时服用，比较常见的不良反应包括手足综合征、黏膜炎、腹泻、恶心、呕吐等。如果出现了不良反应需要及时与主管医师联系，可根据不良反应的程度对症处理或者减量、停药。

　　三阴性乳腺癌中有约 20% 的患者可能携带 *BRCA1/2* 基因胚系突变，这部分患者如果已属局部晚期或者出现了复发和转移，可以使用 PARP 抑制剂治疗，早期患者的新辅助治疗研究已经看到了效果，但能否降低远期的复发风险还有待研究。

目前以蒽环、紫杉醇类药物为代表的化疗是三阴性乳腺癌最主要的药物治疗方法，除此之外，三阴性乳腺癌还有靶向治疗、免疫治疗、抗体偶联药物（ADC）等多种选择。

近年来学者们通过基因分析发现，相当一部分三阴性乳腺癌患者携带可减弱DNA修复能力的乳腺癌易感基因（*BRCA*基因），*BRCA*基因为抑癌基因，其突变失效会增加患癌概率。PARP酶是一种DNA单链断裂修复的关键酶，携带*BRCA1/2*突变的患者对其尤为敏感，临床研究发现PARP抑制剂（奥拉帕利）用于*BRCA1/2*基因突变的晚期三阴性乳腺癌效果优于化疗，还可极大降低疾病进展和死亡风险。

PD-L1是肿瘤细胞上过度表达的物质，会与T细胞上的PD-1结合，使T细胞丧失查杀癌细胞的功能。经过大量临床研究，2019年、2021年FDA批准了阿替利珠单抗联合白蛋白结合型紫杉醇化疗、帕博利珠单抗可用于治疗PD-L1表达阳性且不可切除的局部晚期或转移性三阴性乳腺癌患者，给部分三阴性乳腺癌患者带来希望。

2020年4月FDA批准Trodelvy用于先前已接受过至少两种疗法治疗的转移性三阴性乳腺癌，成为首个以Trop-2为靶点的抗体偶联药物，该药物是由靶向Trop-2抗原的人源化IgG1抗体与化疗药物伊立替康代谢活性产物SN-38偶联形成，通过与肿瘤细胞表面表达的Trop-2靶向结合，传送SN-38来杀死癌细胞。

目前，现代医学在乳腺癌的治疗上已经形成了包括手术、化疗、放疗、内分泌治疗及生物治疗在内的综合治疗模式。中医药作为我国的传统医学，在乳腺癌的综合治疗中可发挥什么作用呢？

我们知道，西医在诊断乳腺癌、清除癌灶以争取根治方面有其优势，但也存在手术及放化疗会引起毒副作用及并发症的不足。而中医药疗法根据患者的个体情况，施以个体化的药物，攻补兼施，邪正兼顾，尤其在祛邪抗癌的同时，通过扶助正气，改善机体内环境，以促进术后机体恢复，减轻放化疗引起的毒副作用。

现代药理学也证实，扶正类中药通过增强机体免疫功能、加强DNA修复功能、抗基因突变、诱导肿瘤细胞分化、促进癌细胞凋亡等非直接杀伤细胞的作用来控制癌症生长。在物质代谢方面，对肝脏、脾脏、骨髓等器官组织的蛋白质合成有促进作用，或改善脂质代谢，降低高脂血症，或调节内分泌，改善患者的分泌功能等。

中西医结合或配合可充分发挥两种治疗方法的优势，取长补短，不仅可减轻乳腺癌患者临床症状，而且可提高患者生活质量。

1）乳腺癌患者在化疗的时候，会产生恶心和呕吐、便秘或腹泻、骨髓抑制等毒副作用，而中医药在治疗这类症状方面有独到之处，可以联合应用，减少相关毒副作用的发生。

2）在乳腺癌患者的康复阶段，中医在饮食调理、改善睡眠和精神状态、恢复脏器功能、增强免疫功能等方面均可发挥重要作用，从而可降低复发和转移、有效延长患者的生存期。

3）对于许多晚期失去手术和放化疗机会，或不能承受放化疗的乳腺癌患者，中医药可以通过扶正抑瘤来减轻患者临床症状，使其获得更高的生活质量，甚至在一定程度上延长生存期。

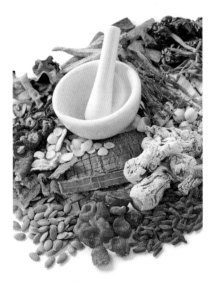

中医药在乳腺癌综合治疗中发挥重要作用

张女士一周前刚刚行乳腺癌根治术，家人及朋友特别关心，每天的饮食特别关照，甲鱼、鸽子、海参等各种补品每日三餐换着花样轮番上阵，不料就这样吃了一周，张女士出现肢体乏力困重、食欲下降、腹胀便秘、舌苔厚腻等种种不适症状。就诊后中医师嘱咐张女士停服荤腥、油腻之补品，清淡饮食，并开了几剂调理脾胃的中药。一周后，张女士精神、食欲明显好转，大便通畅，厚腻的舌苔也褪去了。那么乳腺癌术后到底该不该进补，该如何进补？

中医有云：药补不如食补。对于做完乳腺癌手术的患者，如何在饮食上调养身体，一直是患者较为关注的问题。很多患者及家属认为手术、放疗和化疗对患者身体损伤很大，故在术后喜欢服用一些补品。岂不知患者术后脾胃功能亏虚，如果过多进补，机体无法运化吸收，反而对患者身体造成负担，不利于康复。如果要进补，一定要因人而异，尤其是不能补之太过。那么术后患者怎么吃才比较合理呢？

（1）均衡膳食，饮食多样化：乳腺癌患者在术后、放化疗时及以后的一段时间里，脾胃功能常常会受损，此时，患者的饮食应在保证营养丰富的前提下，在色、香、味上下些功夫，以进食清淡、易消化的食物为原则。可适当多一些对疾病康复有益的蔬果、谷类、海带、海参等。当然，这些食物可因人、因时、因地采用，不必强求一致。另有研究资料表明，一些红色蔬菜和水果（如番茄、洋葱、石榴等）及大蒜等对乳腺癌能起到抑制作用。

（2）合理"忌口"：对乳腺癌患者而言，一方面应忌食胎盘、哈士蟆油、蜂胶、蜂王浆等富含雌激素的补品；另一方面要戒烟限酒，少食辛辣刺激及油腻之品，尤其是不要过多摄入高脂肪食物，如肥肉、乳酪、奶油等。现代医学也研究发现，高脂饮食是乳腺癌术后患者复发和转移的危险因素，乳腺癌术后患者体重增长不应超过10%。

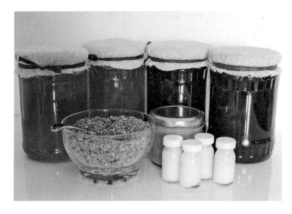

患者应忌食富含雌激素的补品

王女士是一位乳腺癌术后患者，平素体质偏弱，现在术后2年，冬季来临，女儿在药店买了一罐"十全大补膏"带给她，可王女士拿不准：自己的身体适合吃膏方吗？这"十全大补膏"到底能不能吃？

膏方，俗称"膏滋药"，是中医比较独特的治疗方法，具有疗疾和补虚双重作用，膏方治病由来已久。随着人们生活水平的提高，近年来江、浙、沪等地区定制膏方更是蔚然成风，人们期望通过服用膏方以达到"冬令进补，来年打虎"的效果。由于手术、放疗、化疗等治疗手段在抗肿瘤的同时，会损伤人体正气，导致气血、脏腑功能紊乱，故而乳腺癌术后的患者多正气亏虚、余毒未消。所以肿瘤患者对膏方一定不能贸然进补，而应加入多种对原发病起积极治疗、具有抗癌作用的中药，发挥扶正祛邪的双重作用。

因此，对于像王女士这样乳腺癌术后体质偏弱的患者来讲，冬天适当地服用膏方对身体恢复是有帮助的，但其膏方应该根据自身体质和疾病特点进行针对性配制，像"十全大补膏"这样纯补的膏方并不适合，所以如果要服用膏方调理，应该到正规医院找专业医生配制，不能随便购买服用，更不能照搬其他人的用药配方，否则药不对症，不仅没有治疗作用，反而可能会引发其他不适。

乳腺癌患者术后服用中药可以改善肢肿、臂麻等症状，提升机体抗病能力，并有效降低复发和转移的风险。许多患者会问：乳腺癌术后多久可以开始服用中药？中药要坚持服用多久？

一般而言，只要患者术后胃肠道功能恢复，开始正常饮食后就可以服用中药。

至于中药服用多久比较合适？一般认为，这与患者手术情况、术后治疗及身体状态等多种因素有关，而且中药在其中发挥的作用也不尽相同。乳腺癌根治术后，如果患者病灶较小、临床分期较早，不需要放、化疗，只需服用半年左右的中药纠正其偏颇体质即可；如患者病灶较大、临床分期较晚，根治术后还需配合放、化疗及内分泌等治疗，中药便可以较长期地服用；如患者手术未能根治或失去手术机会，多建议患者长期服药，以充分发挥中医药扶正抗癌的优势，从而获得长期收益。

当然，部分患者长期连续服用中药可能会出现胃口下降的情况，这除了要考虑找有经验的中医调整方药外，还可采取间断服药的方法，如每周服药5～6天，停药1～2天，或服1天停1天，让胃肠得到休整。对于少数终末期的患者，如果患者胃气已经开始衰败，饮食明显减少甚至难以下咽，这时再服用中药势必会影响进食，此时应停服中药，转而采取针灸、外敷等手段扶正抑瘤，以保存胃气，延缓生机。

此外，因人、因病、因时、因地不同而灵活的个体化给药是中医诊疗的精髓，患者要定期根据体质、病情、季节等的变化及时调整方药，即便是自觉对症的有效方，最长每隔2～3个月就需要进行调整，以获得最佳的临床疗效。

在临床上，常有患者会问：术后能不能吃一些补品以增加免疫力？市场上也确实有许多打着"增强免疫力"旗号的保健品，最受老百姓欢迎的有"铁皮枫斗""冬虫夏草""灵芝孢子粉"等，这些都是以中药为原料制成的保健品，乳腺癌患者到底能不能吃呢？

中医学认为，所有中药都有寒、热、温、凉的药性之分，进补有讲究，需因人而异，因时而异。何为"因人而异"？中医学讲究体质论，不同的人有不同的体质，包括阴虚内热体质、阳虚畏寒体质等，需根据不同的体质选择合适的补品。何为"因时而异"？乳腺癌患者在围手术期、放化疗期、恢复期往往表现出不同的体质，因此需要根据时期的不同选择合适的补品。

（1）铁皮枫斗：性微寒、甘，归胃、肾经，益胃生津，滋阴清热。体质偏热的患者，即平时表现为怕热、喜冷饮、舌红苔薄脉细滑者，可适当进补一些枫斗；在乳腺癌放疗期间，患者易出现口干舌燥等副作用，此时服用枫斗，能益胃生津，缓解症状。

（2）冬虫夏草：性温，归肺、肾经，补肺气，益肾精。体质偏寒的患者，即平时表现为怕冷、喜热饮、舌淡苔白脉细者，可以适当进补一些冬虫夏草，以温补肺气，益气固表，提高患者的免疫力，改善生活质量。

（3）灵芝：性平，能补气养血，养心安神，止咳平喘。体质平和、无偏寒和偏热征象的患者可以适当服用。值得注意的是，有临床报告部分肿瘤患者在食用孢子粉后可出现肿瘤指标CA72-4升高的现象，此时不必多虑，往往在停服后其指标可恢复到正常水平。

　　总的来说，乳腺癌患者如需要进补，可服用"枫斗""冬虫夏草""灵芝"等保健品，建议到医院寻求专业的中医师进行指导，以达到最理想的补益目的。

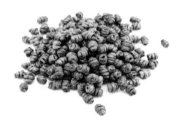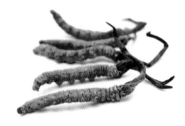

铁皮枫斗　　　　　　　　　　　　冬虫夏草

患者进食补品时应寻求专业中医师的指导

乳腺癌患者进行根治术后，往往会遗留患侧上肢的活动不利或者肢体肿胀，这是因为根治术进行了常规患侧腋淋巴结清扫，引起淋巴液回流不畅出现的后遗症。医生往往会嘱咐患者加强上肢的功能锻炼，但到底该如何进行锻炼呢？中医功法是一个不错的选择。

大家熟知并常见的中医功法有：太极拳、八段锦、练功十八法等。其精髓是在中医脏腑、气血、经络学说指导下，通过呼吸、运动、意念，使人的形、意、神达到统一，实现疏通经络、运行气血、平衡阴阳、调节脏腑的作用。下面以太极拳和八段锦为例略做介绍。

（1）太极拳：太极是阴阳的统一体，在拳法中表现为立体圆。太极拳要求练习者的动作在圆的运动中连绵不断，动作且慢且圆，柔和缓慢，动静结合。其练习要求和动作要领恰能使乳腺癌患者在练习过程中平心静气，同时有助于患侧肢体功能的恢复。

（2）八段锦：是一种由八节动作组成的健身运动方法，其练法有八句口诀。第一句口诀为"双手托天理三焦"，要求练习者双手自体侧缓缓举至头顶，转掌心向上，用力向上托举，托举数次后，双手转掌心向下，沿体前缓缓按至小腹，还原。可以看到这组动作有利于患者患侧肢体的锻炼，有助于淋巴回流。

由于乳腺癌直接侵犯女性患者的第二性征，在造成患者外在形体上缺陷的同时，也往往给患者带来严重的心理负担。乳腺癌患者在围手术期、化疗期及康复期会产生各种不良情绪，如焦虑、抑郁、紧张、悲观、失望等。现代医学和中医学都认为情绪管理在乳腺癌治疗中占重要的一部分。

中医学认为，喜怒哀乐是人正常的情绪表达，但是过度焦虑、忧伤、思虑会伤及脏腑，对人体健康不利。如《黄帝内经》中就提出"怒伤肝""喜伤心""思伤脾""忧伤肺""恐伤肾"等。尤其是中医学还根据五行学说，提出情绪之间可以相互制约，相互牵制，如怒能制忧（思）、喜能制悲、忧能制恐（惊）、悲能制怒、恐能制喜，中医将这种疗法称为"以情制情"，是一种独具特色的情志疗法。如果运用恰当，在疾病的康复中可以发挥重要作用。

"恐伤肾，思胜恐"，其意思是说，过度的恐惧会伤及肾脏，使肾气涣散，不利于康复或加重病情，而通过强化"思"这一情绪体验，便有利于收敛涣散的神气，促使患者排解"恐"这一不良情绪的影响。围手术期、化疗期及康复期的乳腺癌患者，往往出于对疾病或治疗的过度恐惧而出现失眠、心悸、多愁善感等表现，医生、护士、家属要充分鼓励患者，让患者展望未来康复后的美好生活，回忆家庭的温馨、社会的关爱，纠正其负性认知，增强战胜疾病的信心。

目前，有不少情志疗法的临床试验，其疗效已逐渐获得临床数据的支持，可在肿瘤的康复中发挥一定作用。

在获知患有乳腺癌后，患者或其家属往往会非常着急，特别是晚期乳腺癌患者，由于已经失去了手术治疗获得"根治"的机会，所以更是着急万分，一旦有人介绍或者销售所谓的民间"祖传秘方"，往往会十分迷信和轻信，好似抓住了最后的救命稻草。

其实，迄今尚没有任何一种"祖传秘方"经临床验证能治愈乳腺癌，而且不少所谓的"祖传秘方"不但对乳腺癌没有治疗作用，反而还有可能导致过敏、中毒和脏器损伤等副作用，影响正规的治疗效果，加速病情的发展。而且，这些"祖传秘方"往往售价不菲，会给患者带来巨大的经济负担。

在所有的恶性肿瘤中，乳腺癌还算是一种比较温和的肿瘤，只要进行及早干预、积极治疗、定期随访，这种疾病其实并没有想象中的那么可怕。因此，相信医生、相信科学，才是真正有可能战胜乳腺癌的正确选择，奉劝患者不要随意去轻信打着中医幌子的所谓的"祖传秘方"。

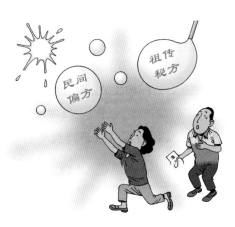

"民间偏方"和"祖传秘方"不可轻信

　　骨骼是乳腺癌最常见的转移部位，在晚期乳腺癌中，骨转移的发生率为65%～75%，而首发症状为骨转移者占27%～50%。乳腺癌骨转移的发生率依据分子分型的不同而有所不同，最常见发生骨转移的是激素受体阳性的乳腺癌。

　　骨痛、骨损伤、骨相关事件（SRE）是乳腺癌骨转移常见的并发症。SRE包括：骨痛加剧或出现新的骨痛、病理性骨折、椎体压缩或变形、脊髓压迫、骨放疗后症状及高钙血症。这些并发症显著降低了患者的生活质量，并缩短了患者的生存时间。

　　乳腺癌骨转移综合治疗的主要目标：① 缓解疼痛，恢复功能，改善生活质量；② 预防和治疗SRE；③ 控制肿瘤进展，延长生存期。治疗包括病因治疗和对症治疗，很多治疗手段都具有这两方面的作用。

　　病因治疗就是抗癌治疗，这是治疗骨转移病灶的基础，对于乳腺癌而言，无论是全身性的化疗、内分泌治疗和靶向治疗，还是局部骨骼的放疗或手术治疗，癌细胞被杀死或清除可以有效地防止骨骼进一步的损伤和破坏。

　　对症治疗主要是针对疼痛和骨相关事件进行的治疗。对于骨痛，常用的治疗方法包括药物治疗、神经阻滞、放射治疗、核素治疗和手术治疗等。在骨转移治疗当中，经常会使用一类被称为"双膦酸盐"的药物，可以降低病理性骨折等骨相关事件的发生率。外科手术在骨转移癌的治疗中占有特殊的地位，特别是骨转移癌引起的病理性骨折、脊柱不稳、脊髓压迫，这时候非手术治疗往往难以奏效，就需要手术的介入。但手术也有一定风险，如感染、出血和内固定松动等，因此，需要慎重对待。

　　总之，出现了乳腺癌骨转移，应以全身治疗为主，其中化疗、内分泌治疗、靶向治疗作为复发转移性乳腺癌的基本治疗手段，双膦酸盐类可以预防和治疗骨转移及骨相关事件。而神经阻滞、放射治疗、核素治疗和手术治疗等合理的局部治疗可以更好地控制骨转移症状。

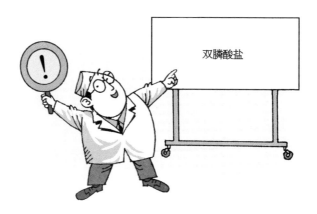

积极治疗骨痛

众所周知，女性在绝经后雌激素的减少会导致成骨细胞活性下降和破骨细胞功能增强，导致骨密度开始下降（约每年2%），骨量减少。而接受内分泌治疗的患者，不可避免地会出现骨质流失，骨质疏松和骨折风险会升高。这就需要积极地开展预防和干预，防患于未然。

（1）加强骨质管理：最新的专家共识指出，接受芳香化酶抑制剂等内分泌治疗的绝经或非绝经妇女，需要进行骨质管理和评估，并接受适当的干预措施，以消除骨丢失的危险因素。有严重骨质疏松、骨折病史的患者应接受抗骨质疏松的药物治疗。

（2）改善生活方式：饮食合理均衡，保证充足的营养供给；摄入充足的钙和维生素D，可让通过饮食补充，必要时可通过含维生素D的钙片复合制剂补充；多晒太阳，加强体内活性维生素D的合成；规律运动，增强肌肉力量，降低骨质符合；控制体重，体重过低容易发生骨质疏松。

（3）使用骨保护药物：双膦酸盐类药物，可以有效降低破骨细胞活性，从而抑制骨质吸收，是目前治疗骨质疏松使用最广泛的药物。美国临床肿瘤学会建议对于有明显骨质破坏的乳腺癌患者，每3～4周接受一次双膦酸盐药物治疗；单抗类药物，特异性靶向核因子κB受体活化因子配体（RANKL），可抑制破骨细胞活化和发展，减少骨吸收，增加骨密度，常用于骨质疏松的二线治疗；选择性雌激素受体调节剂，能够增加骨密度，降低骨折风险；甲状旁腺激素类似物等，可以刺激成骨细胞，促进骨形成，增加骨密度，但因价格昂贵，在国内并未广泛应用。

乳腺癌患者的骨质疏松管理是一个漫长而艰辛的过程，需要医生和患者的共同努力，从而提高患者的生活质量。

　　终末期乳腺癌患者常发生厌食和营养不良，又称为厌食-恶病质综合征，主要是由于肿瘤导致的机体代谢功能紊乱，包括细胞因子分泌异常、胰岛素、肾上腺皮质激素代谢紊乱，免疫功能低下，脂肪和蛋白质分解增加等造成。其次是由于肿瘤治疗的影响或心理因素造成。临床表现为体重明显减轻、肌肉萎缩、厌食、乏力、味觉异常、贫血及低蛋白血症、水肿、褥疮、精神萎靡等。

　　对于厌食-恶病质综合征，目前的治疗原则主要是考虑纠正代谢异常，适当营养支持，加强心理支持和护理。在具体临床实施中要特别注意给予合适的营养成分、合适的量，不能给予过多的饮食支持，特别是对于老年和脏器功能有障碍的患者。

　　在治疗方法上，首先要增加患者食欲，烹饪方法要适合患者口味，并做到色、香、味俱全，还可嘱患者食用一些促进唾液腺分泌的食物，如山楂、杨梅等，从而促进胃液分泌，增进食欲。其次，饭前散步，少量多餐，保持进食环境舒适、清洁、安静，以及饭前适当用药物控制恶心和疼痛，均对患者食欲有所帮助。还有就是进行药物治疗，目前改善食欲的主要药物有甲羟孕酮、糖皮质激素等。甲羟孕酮能够增加食欲、增加体重、促进蛋白同化、改善体力及精神状态。糖皮质激素也有增加食欲、改善营养状态的作用，目前临床上使用最多的是地塞米松，但长期使用有较高的不良反应发生率。

　　对于一些进食量不足的患者，肠内、肠外营养制剂也是重要的选择。肠内营养制剂是口服的，它将各种营养素组合在一起，大多数时候是作为进食量不足的补充。肠外营养制剂一般是供静脉输注使用，医生可以根据需要进行调配，适合那些不能进行口服治疗的患者。

125 肿瘤标志物波动是不是提示治疗失败

在乳腺癌的治疗过程中，患者和家属非常注意肿瘤标志物的变化。如果标志物下降，就认为治疗有效；如果没有下降或是升高，就会忧心忡忡，追问医生是不是治疗无效或癌症进展了。

我们知道肿瘤标志物一般是指肿瘤组织与相应的正常组织相比，增高特别明显而又有显著意义的化学成分。而理想的肿瘤标志物应该是肿瘤组织所特有的而不存在于正常组织，然而迄今为止，还未找到这种正常组织中绝对不存在的肿瘤特异成分。所以目前的肿瘤标志物特异性都不高。乳腺癌常用的肿瘤标志物如CA15-3等均不特异。

一般而言，肿瘤标志物的波动能从侧面反映治疗的疗效，如升高可能代表治疗的疗效不佳或失败，但这并不是绝对的，例如，一些患者治疗后，癌细胞坏死、崩解，血液中的肿瘤标志物会明显升高，要数周之后才会下降，如果这个时候只看肿瘤标志物，会错误判断成治疗无效。此外，肿瘤标志物受多种因素影响，如发热、感染、炎症、其他药物等，都会引起肿瘤标志物波动。

所以，对乳腺癌治疗效果的评价，目前主要还是依靠影像学检查，如钼靶、CT或MRI，肿瘤标志物仅作为参考指标。如果肿瘤标志物的结果和临床表现及影像学检查结果不相符合，那么以临床和影像学结果为准，对肿瘤标志物进行随访和观察即可。

　　早期或晚期乳腺癌可能会在局部产生乳痛，这时适当使用止痛药是可以接受的。乳腺癌复发或转移后，转移部位也会产生疼痛，这种疼痛首先要由医生判断是否为急症，是否需要紧急处理。如果不需要紧急处理，可以按照"三阶梯止痛"的原则控制癌痛。

　　所谓癌痛三阶梯止痛治疗，就是在对疼痛的性质和原因做出正确的评估后，根据患者疼痛程度适当选择相应的止痛剂。即对于轻度疼痛的患者，主要选用非阿片类止痛药±辅助药物；对于中度疼痛的患者，主要选用弱阿片类药物±非阿片类止痛药±辅助药物；对于重度疼痛患者，选用强阿片类药物±非阿片类止痛药±辅助药物。并遵循口服为主、按时给药、按阶梯给药、个体化用药及注意细节的原则。

　　受传统观念的影响，有一部分患者觉得对于癌痛能忍则忍，其实是没有必要的，疼痛控制住了，生活质量才会明显提高，家人也会因此改善心情。另外，很多患者担心吗啡类止痛药会成瘾，因此拒绝使用吗啡类止痛药物。其实，经过多年的发展，吗啡类药物不仅种类越来越多，给药方式也从最简单的口服给药、肌内注射或静脉注射给药发展到贴剂、黏膜给药，这些方式的出现减轻了患者痛苦并降低了成瘾风险，目前只要是在医生的指导下合理使用止痛药物，一般都不会成瘾。还有患者担心吗啡类止痛药物会不会引起严重的副作用，其实吗啡类止痛药物引起的恶心、呕吐、便秘等副作用，基本上都是可控、可处理的。

　　总之，乳腺癌相关的疼痛无需忍受，只要按照医生的指导去服用（贴）止痛药物，并及时预防及处理副作用的发生，患者的生活质量会大幅提高。

127 吗啡类止痛药导致恶心、呕吐、便秘怎么办

吗啡类止痛药多属于阿片类药物，有强大的止痛效果，是癌痛治疗的基础。这类药物最为常见的不良反应是恶心、呕吐和便秘。

恶性、呕吐的发生率约为30%，一般发生于阿片类药物使用初期，多在4～7天缓解，在考虑为吗啡引起的恶心、呕吐前，应首先排除其他原因：便秘、脑转移、化疗、放疗、高钙血症等。

初次使用阿片类药物的患者可同时给予甲氧氯普胺或多潘立酮（吗丁啉）进行预防，一般使用一周左右即可。如果在使用吗啡之后出现恶心、呕吐，可以使用甲氧氯普胺或多潘立酮，如果症状没有明显好转，还可以加用小剂量地塞米松。对于恶心、呕吐严重的，可给予5-羟色胺受体拮抗剂治疗，同时减少剧烈运动，注意休息，必要时适当补液。一般一小段时间后患者的症状就会减轻，如果长时间不缓解，可以更换药物种类。

便秘也是吗啡常见的不良反应，发生率近90%，也是唯一不能自行缓解的副作用。所以，国内和国际指南中均要求在使用吗啡类止痛药的同时，要处方给予通便药。患者也可以通过饮食、运动等生活方式的调整来预防和治疗便秘。对于吗啡类止痛药引起的便秘可以采用以下方法预防和治疗。

（1）饮食：多食用新鲜蔬菜和水果、少渣饮食、温开水送服蜂蜜（糖尿病禁用）、山楂片等。

（2）运动：只要患者能下床活动，就要尽量多活动，但如果有骨转移则要慎重。

（3）按摩：对于长期卧床不起的患者，腹部按摩可起作用，方法是从肚脐开始，用掌跟按顺时针方向旋转向外，每日多次。

（4）药物：多潘立酮、麻仁丸、液体石蜡、番泻叶、开塞露等，以及中医中药的辨证施治等。

总之，吗啡类止痛药物引起的恶心、呕吐、便秘等副作用都是可控的，可以通过药物治疗、患者自身生活习惯的改变来缓解。

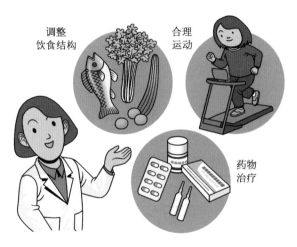

调整饮食结构　合理运动　药物治疗

通过调整生活方式来预防和缓解便秘

临床试验是促进医学进步的重要手段，目前在临床上广泛使用的药物，包括化疗药物、内分泌治疗药物和靶向治疗药物等，都是经过了临床试验后才被证明是安全有效的。而临床试验也不是随随便便就可以开展的，它必须遵循严格的流程和要求。

一种药物首先是要在细胞和动物身上进行试验研究，我们称为"临床前研究"，只有在临床前研究中发现对乳腺癌有效，并且毒副作用符合标准的药物才能有机会进入之后的研究。通过临床前研究筛选出来的药物，疗效和安全性如何还不清楚。为了进一步明确其有效性和安全性，就要进行临床研究，也就是人体试验，这个过程是整个研究中最为严格、最为漫长的阶段，也决定了这种药物是否能够用于人体治疗。国家制订了许多法律和法规来严格规范这一过程，并由国家药品监督管理局来监督和审查，为的是严格保障受试患者的权益。

临床研究过程通常被分为三个阶段，一般被称为Ⅰ期、Ⅱ期和Ⅲ期临床研究。Ⅰ期主要是观察安全性和耐受性；Ⅱ期是观察初步疗效，进一步观察安全性；Ⅲ期是确认药物的疗效和安全性。这三个阶段研究的内容和方法是不相同的，但却是环环相扣的。随后还有Ⅳ期临床研究，主要是在该药物大规模使用后，继续评价其疗效和安全性，以完善相关数据，更好地指导临床使用。

乳腺癌抗癌新药的临床试验常选择那些常规药物治疗失败或者有效后又进展的患者。对于这些患者，目前尚无更好的治疗方法，若应用新药可能会给患者带来更多益处。因此，新药临床试验是在不损害患者利益而又可能给患者带来好处的前提下进行的，这说明使用新药不是"拿患者做试验"，也不是"为后人做嫁衣"。

随访和康复课

　　随着医学的进步，乳腺癌的生存率有了很大的改善，是预后最好的肿瘤之一。但即便是早期的乳腺癌患者，手术之后体内仍可能有残留的癌细胞，肿瘤复发的风险仍然存在。乳腺癌手术后5年内是复发高危险期，尤其是在手术后1～3年复发的风险最高。如果是晚期乳腺癌患者，体内的癌细胞很难完全清除，到一定时间还是会重新发展起来。因此，乳腺癌患者定期复查，及时随访，可以尽早发现癌肿有无复发或远处转移，此时癌肿不大，容易治疗和控制。所以，乳腺癌治疗结束后，必须定期复查和随访。

　　由于乳腺癌复发早期缺乏明显的临床表现，诊断比较困难，但也有一些规律和"蛛丝马迹"，所以只要患者留意观察，按时随访，通过各种检查，认真分析，是能够及时发现的。对于乳腺癌治疗结束的患者，在治疗后2年内，每4～6个月复查一次；3～5年内，每半年复查一次；5年以后，每年复查一次，持续终身。如果患者身体有任何不适应随时就诊。

　　复查的主要内容包括对患者身体状况和脏器功能的评估及检查有无局部复发或远处转移。检查的手段包括体格检查、实验室检查、X线、B超、CT或MRI、肠镜、妇科检查等，必要时还可以做PET-CT检查。

　　乳腺癌患者和家属一定要遵照医生的嘱咐，定期到医院进行必要的身体复查。复查时要携带治疗前后的诊断检查报告，以备与复查的检查结果相比较。一次复查没发现转移或复发的征象，也不能认为万事大吉，贵在坚持定期复查和随访。

母乳因营养物质均衡、能增强宝宝免疫力且能促进子宫恢复等诸多好处，是WHO推荐的首选喂养方法。

经过治疗的乳腺癌患者因为需要面对身体上和精神情感上的特殊变化，这多少会影响她们能否采取母乳喂养及是否具有母乳喂养的能力。到目前为止，尚未见过相关的任何前瞻性或回顾性研究的报道，尤其是比较乳腺癌后采用母乳喂养与使用奶瓶喂养的患者预后有何区别。在可行性方面，对于接受保乳手术的患者，患侧乳房仍具有哺乳功能且可保障营养，但在手术及放疗以后多数患者患侧乳房乳汁的分泌量会显著减少，甚至无乳汁分泌，从而导致哺乳困难。

有临床研究显示，30%的乳腺癌后患者可以成功泌乳，且泌乳对患者的预后也没有影响。然而，不能忽略的是，患者母乳喂养是否会对婴儿造成影响和危害，所以女性患者在决定采用母乳喂养前，必须咨询相关专科医生。哺乳期间不应该接受任何治疗，避免使用能通过乳汁排出的药物，包括化疗药物、内分泌治疗药物及靶向治疗药物等，否则会增加药物通过乳汁而对婴儿造成伤害的风险。

治疗结束后老是担心会复发，有这个必要吗

在医学快速发展的现代社会，乳腺癌已成为预后较好的肿瘤之一。在完成规范的手术治疗、放化疗、内分泌及靶向治疗后，患者仍总是担心肿瘤会复发。担心癌症复发是可以理解的，但是过多的心理负担和焦虑反而会给患者带来不良的影响，整天让自己被"复发"的乌云所笼罩，对康复是不利的。

临床上可以看到，在同样的医疗条件下，乐观开朗、对治疗有信心的患者疗效要好于那些消沉低落、自怨自艾的患者。对于接受根治手术的乳腺癌患者，治疗结束后，应该将自己作为一个正常人，而不是患者，尽快地回归社会，尽量进行正常的生活和工作，同时不要忽视定期的随访和复查。

对于晚期乳腺癌患者，一个阶段治疗结束后，也即进入随访和复查阶段，虽然之后可能会复发，但是要想到，在医学迅猛发展的今天，有越来越多的新药、新技术、新疗法在不断地投入临床，如新的靶向治疗、内分泌治疗和免疫治疗等，乳腺癌的治疗效果会越来越好，患者会有更多的机会去战胜癌症，至少也可以和它打个平手，获得长期带瘤生存的机会。从内心接受这样的一个看法可以减轻癌症带来的消极情绪和不良反应。

总之，乳腺癌患者不要担忧将来，摆脱疾病带来的思想包袱，保持积极乐观的生活态度，走出家门，走进人群，多交朋友，多在群体中找寻快乐。

　　早期乳腺癌患者在标准治疗全部结束后，或者化疗、放疗结束但仍在进行内分泌或靶向治疗时，如果没有明显的并发症，身体状况良好，在休养一段时间，体力恢复后，可以回归社会，参加工作，这会对心理甚至免疫功能的调节起到一定的作用。在这种情况下，参加工作可以帮助患者摆脱自己是一个"患者"的状态，重新以积极的心态投入生活，同时也能够更好地回归社会。乳腺癌患者可以先参加一些精神压力较低、体能消耗较小的工作，在逐渐适应后可适当加大工作量。

　　对于晚期乳腺癌患者，由于患者的体内还存在一定的癌细胞负荷，还需要进一步维持和巩固治疗，需要患者有较好的体力贮备，也需要充分的休息来保持较好的免疫力，这些患者显然以服从治疗为前提，这时是不建议参加工作的。但需要补充的是，乳腺癌治疗的效果总体较好，很多患者虽然没有接受乳腺癌根治性切除手术，体内的病灶也并没有完全消失，但通过治疗后，患者可以长期维持病情的稳定，在较长时间的定期复查中发现，患者与乳腺癌实现了"和平共存"，这实际上就是我们所说的"带瘤生存"。这种情况下，患者能够进行较低强度的工作，这样不但不会降低治疗的效果，而且对患者身体和心理的康复都有较好的作用。

　　对于还在接受高强度治疗的患者，或者是病情尚未稳定的患者，是不推荐参加工作的。而对于参加工作的患者，在工作的同时，也不要忘记了定期到医院进行复查和随访。

乳腺癌根治术的患者由于腋淋巴结被清扫，上肢淋巴液回流受到阻碍，组织液积聚于皮下容易发生患肢水肿。同时，组织液也是良好的培养基，一旦有伤口，容易发生细菌感染，且感染难于控制。因此，术后及早并力所能及地有计划有步骤地进行上肢功能康复锻炼，可以促进上肢静脉血液、淋巴回流；反之，则淋巴管的再生迟缓，水肿持续时间会较长。

手术后患侧上肢的保护是终身都要注意的，患肢的锻炼方式如下。

1）轻度水肿往往是因手术损伤淋巴管和腋静脉，在包扎伤口时受压而造成，随着伤口愈合，恢复活动，大部分水肿能逐渐减轻。

2）乳腺癌术后及时行上肢功能锻炼，可减轻水肿，同时可促使上肢恢复正常功能。一般在术后1～2天即可开始做前臂肘关节屈伸运动及握拳动作，每次5～10遍，每天做5～6次。术后第三天可用健侧手帮助患侧上肢做上抬动作，使患侧手上举到与头部相平，每次3遍，每天做3～4次。第四天可用健侧手捏住患肢的大拇指，做直臂抬高，直到超过头部，每次3遍，每天3～4次。术后第五天，用健侧手托起患侧肘部慢慢上举，使之超过头顶，并尽可能伸直，每次2遍，每天3～4次。术后第六天可用患肢的手指尖顺着墙向上渐渐滑行，逐步提高，每次2遍，每天3～4次。术后第七天、第八天使患肢手掌越过头顶，尽可能摸到对侧耳朵，每次2遍，每天3～4次。术后第九天可以患侧的肩关节为轴心做旋前、旋后圆周活动，每次2遍，每天3～4次。术后第十天可试用患肢举物体超过头顶，每次2遍，每天2次。以后可根据体力、伤口愈合情况经常做上肢抬举、旋前、旋后、外展等各种动作。在进行放疗时，尤其不能放松锻炼，以尽量减轻放射性静脉炎、放射性肌肉纤维化而造成的水肿。

3）平时注意保护好患肢，尽量避免用患肢持重物，输液、睡觉时不要压迫患肢，并可适当将其垫高以利于静脉、淋巴回流。

4）加压治疗。利用专门的加压治疗仪每日加压治疗，10～20个疗程后患肢水肿会缓解。

总之，术后及早进行上肢功能锻炼可以有效缓解患侧上肢水肿的发生。

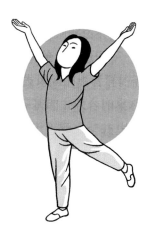

术后及早行上肢功能锻炼

乳腺癌切除手术除了切除乳房，往往还需要切除胸大肌、胸小肌和皮下组织，因而会导致严重的胸部塌陷。同时，切除乳房会使患者脊柱的重量失衡，导致斜颈、斜肩及脊柱侧弯等并发症。故而正确佩戴义乳意义重大。

义乳，是针对乳腺癌患者做了乳房切除手术后的一种替代品。专业的康复义乳采用安全的高弹性硅胶材料，经过精密仪器加工而成，其大小、形状、外观、重量与正常乳房都很相似，可以明显改善患者的外观及身体失衡状态，能替代乳房对胸腔的保护功能。

通常，义乳分为以下几类，① 三角形：适合单纯乳房切除者使用；② 螺旋形：有左右之分，适合手术中乳腺清除范围较大，即锁骨及腋下部分均有肌肉组织清除者使用，在义乳四周均有延伸和补充。③ 水滴形：适合竖式切口清除的手术方式。如何选择和佩戴义乳？

1）首先考虑外形和重量，外形上主要考虑义乳的大小和形状是否与健侧乳房接近。

2）透气、贴合、耐用、透气性好、具有温控设计的义乳能够很大程度地提升义乳佩戴的舒适性。良好的义乳固定也是影响佩戴舒适度的重要因素，可避免活动中义乳移位。所以，必须选择义乳专用文胸，可以很好地固定义乳，选择宽肩带的文胸更能减少肩部的压力感，预防淋巴水肿发生。

3）适合的乳罩非常重要，其可以维持义乳于正常位置，固定义乳，防止义乳脱出。

一般而言，当伤口恢复后即可开始佩戴海绵义乳，通常术后6～8周后开始佩戴医用硅胶义乳。需要特别强调的是，放疗期间不可佩戴医用硅胶义乳。

资料表明，40岁以下的乳腺癌患者，有50%的患者在确诊的时候关心将来的生育问题，担心化疗及其他治疗会引起不孕，并且有相当部分的患者希望在乳腺癌治疗后能够恢复生育功能。对于这部分患者，乳腺癌专科医生应该结合患者的意愿，向患者介绍相关知识和概念，并推荐给妇产生殖专业的医生，合作设计或者采取尽量保护生育功能的措施和方法，以使患者在乳腺癌治疗后，尽可能满足其生育的愿望，改善和提高生活质量。

有哪些可行的方法可以保护生育功能呢？最有效可行的方法是胚胎冻存。这需要将化疗推迟2～3周进行。通常需要在乳腺癌手术后4周左右即开始全身化疗，而利用药物刺激卵巢然后获取卵子通常需要2～3周时间。因此应该在乳腺癌手术前或者术后即刻把患者推荐给妇产生殖专业医生，以避免化疗的延迟。待乳腺癌全身治疗结束后，将胚胎植入子宫，完成孕育。在我国，胚胎冻存对30岁以上、已有配偶的患者比较适合。对于无配偶者，国外建议可以借用精子库的精子体外受精，然后冻存胚胎，也可以考虑只是冻存卵子或者卵巢组织。另外，目前有越来越多的证据表明，GnRH类似物可以保护卵巢，减轻化疗引起的卵巢功能损害，以增加年轻乳腺癌化疗后的复潮率和生育成功率。

总之，对于年轻的乳腺癌患者，生育问题是一个无法回避的话题，咨询自己的诊治医生及妇产生殖方面的医生，选择保护卵巢或胚胎冻存等最适合自己的方法来解决这一问题。

多年来，人们一直有这种担忧：乳腺癌患者在治疗后的生育过程中，激素水平的变化是否会促进肿瘤细胞增殖，甚至引起乳腺癌转移或复发，导致预后不良。然而，从目前现有资料看，乳腺癌治疗后再生育不仅不会影响患者的远期预后，相反，有不少研究发现，乳腺癌治疗后再生育的患者，其预后较未生育者更好。Azim 等于 2011 年发表了包含 14 宗回顾性病例对照研究，共 1 244 人次妊娠，无妊娠者 18 145 例，分析表明，在乳腺癌确诊后经历妊娠的患者，其死亡风险降低了 41%。同年，瑞典学者 Valachis 等也通过对包含 49 470 例绝经前乳腺癌患者的 20 项研究进行了 Meta 分析，结果表明：在早期乳腺癌患者中，在诊断为乳腺癌至少 10 个月以后的妊娠并不会对预后造成不利，甚至还可能从中获益。即使目前还没有确切的依据证实妊娠会使乳腺癌患者获益，但妊娠至少不会对预后造成恶劣影响。因此，从安全性上来讲，乳腺癌治疗后再生育是值得期待的。

对于治疗后多久怀孕比较合适，目前多数认为治疗结束 2 年后再生育比较合适，主要是基于以下两方面的考虑：① 多数的肿瘤复发发生于治疗结束后的 2 年之内，选择 2 年后再生育以避开肿瘤复发的高峰期；② 化疗药物尤其是烷化剂，会对卵巢功能造成较大的损伤，需要较长的时间来恢复，同时也可以避免残余化疗药物对胚胎的毒性作用。部分早期乳腺癌及特殊类型乳腺癌，比如原位癌、Paget 病，手术治疗就能达到根治目的，理论上这类患者在手术恢复后即可考虑生育，但目前还缺乏资料证实其安全性。

乳腺癌会给患者带来极大的心理负担，容易引起焦虑、抑郁、沮丧、敌视、悲伤、灰心、愤怒等不良情绪。由于肢体活动受限，连续的化疗使得体力不支而性欲下降，导致性生活次数减少，甚至消失。部分患者由于失去了乳腺，感到自己作为女人的吸引力下降而回避配偶。有相当一部分患者由于不能肯定化疗期间能否进行性生活而干脆停止，或者担心性生活会加速癌症的转移或复发而拒绝性生活。性功能的降低和对性的兴趣降低使得患者的幸福感骤降，而这个问题又难以启齿，因而加重了患者的心理负担。然而拒绝性生活有时会造成误会，使伴侣认为对他的感情发生了变化，到底该怎么办呢？

其实，乳腺癌患者治疗结束后，夫妻生活并未受到限制。乳腺癌患者在完成治疗后，在恢复一定体力的条件下，进行有规律的性生活是允许和提倡的，一般视年龄、体质、习惯而异，每个月1～2次为宜，之后视情况可适当增加。但性生活也不能放纵，房事应有度，因为过度劳累会使机体的抵抗力下降，不利于疾病的恢复。

如果因为治疗对夫妻生活带来了影响，拥抱和亲密的接吻也是表示爱的方法。如果在夫妻生活上存在困难和尴尬，可以相互讨论和沟通，不要害羞，也可以咨询治疗的医生或者相关专家，寻求他们的帮助。

总之，夫妻间健康的性生活不仅有利于患者的身体恢复，还可以增加患者的生活情趣，可以帮助其恢复正常的生活，有利于患者的身心健康。

乳腺癌患者不可避免地需要承受来自身体疾病本身、家庭、社会等多方面的各种压力。尽管随着诊断和治疗技术的发展，乳腺癌的病死率呈现一定的下降趋势，但是，患者也必须面对重重心理考验。良好的家庭支持可以在一定程度上减轻乳腺癌患者的身心症状，改善患者的健康状况。家庭成员是乳腺癌患者社会支持的主要来源，家庭对患者的照顾和关心是患者最为重要的信心和力量来源。

患者家属在照顾患者的时候要做到以下几点。

1）患者在知道自己的病情后会产生悲观、恐惧及紧张的情绪，甚至有时抱着消极态度，拒绝治疗，等待死亡，有时患者会因情绪上的原因造成免疫力下降，使病情复发或恶化。这里家属要耐心疏导，帮助患者从痛苦中解脱出来，保持乐观的情绪和饱满的精神。

2）要十分注意患者的饮食调养，为患者提供可口美味、易消化、富有营养的饮食。患者在手术后放、化疗过程中，体力和食欲都会下降，饮食调配尤为重要，注意患者的膳食营养调理，做到不求过量营养，但求合理摄入。

3）在患者病情相对稳定或有所缓解后，家属应该帮助和督促患者把起床、活动、服药、锻炼、休息、娱乐、进餐、睡眠等活动逐渐形成规律，建立和调节患者自己的生物钟，使体内各系统的功能适应规律性的变化，有利于防病、治病和康复。

4）癌症治疗是一个长期的过程，除了治疗期外，还要定期去医院检查，家属要配合患者完成。

另外，患者的家庭成员在日常生活中还要注意以下情况：

1）家人不宜过多干涉患者的生活，给予适度的时间和空间，让患者去接受现实和整理心情。

2）尊重患者有宁静的时刻，若亲友担心的话，不妨坦诚相对，互相表白内心感受，使双方更了解。

3）让患者抒发其感受，若患者哭泣，不要过多劝阻，以平静的心聆听，表示了解与支持，分担患者的各种感受和反应。

4）对于已婚的人，配偶的精神支持是最正面、最重要的力量，患者的配偶必须承担和体现对患者的关怀和爱。

5）探病时，要多停留一刻，不要来去匆匆，这才能分担患者的心理压力。如患者要求，可诚实告知有关病情。不着边际的安慰和刻意隐瞒，只会造成患者对病情的猜疑和困扰。

6）另外，提供实质上的支持，如主动代为看管小孩、代购买基本的日常用品或陪伴患者到医院复诊，这样可减轻患者的心理负担。

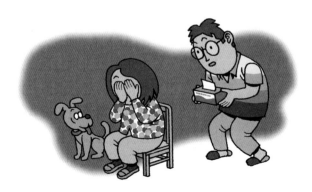

家属的积极照顾和关心至关重要

乳腺癌患者治疗结束后饮食上并无过多限制，对于想吃的食物一般都能适量食用。秉持着对身体健康的原则，可以更多地选择一些对防治乳腺癌有益的食物，如海带、海参等海产品和菌类、薏米。另外，要注意营养均衡，不可过量，过度营养和肥胖对乳腺癌的康复是不利的。还要注意低脂饮食，多食用新鲜蔬菜、水果，以及酸奶、鸡蛋、鱼、瘦肉等优质蛋白质。远离激素，如雪蛤、蜂王浆、羊胎素、避孕药，减少高热量、高脂肪食品的摄入，避免烟酒、咖啡、可可，减少辛辣刺激性食物，忌霉变、腌制食物。

另外，在中国人的传统认知观点中，鱼、虾、海鲜等都是所谓的"发物"，认为癌症患者不应进食这类食物，否则会引起癌症进展，所以要"忌口"。然而，现代医学研究表明，上述观点是没有科学依据的，在临床实践中，有许多患者因为没有注意饮食调养，造成营养不良，不能耐受放疗和化疗而使治疗被迫中断。乳腺癌患者在接受了手术、化疗和放疗之后，身体本来就比较虚弱，需要补充营养，增加机体的免疫力，鱼、虾、海鲜等所谓"发物"，含有丰富的优质蛋白质，乳腺癌患者要想尽快恢复，就需要补充蛋白质、热量和多种维生素。不过需要注意的是，如果既往已被证实对鱼、虾、海鲜过敏的患者，应注意避免食用；另外，如果在服用中药，是否可以进食这类食物，应至中医师处咨询。

总之，给予积极的营养支持，会改善患者的体质，促进患者康复，并能使患者生存获益。

乳腺癌患者比较容易出现贫血，化疗、放疗及癌症本身都会引起贫血，而且女性月经也是贫血的原因之一。所以，乳腺癌患者贫血比例较高，贫血不但会引起疲劳、倦怠、失眠、体力下降、免疫功能低下等情况，而且对脏器功能也有不良影响，并对治疗也有负面作用。因此，预防和治疗贫血对改善患者身体状态、提高治疗效果有重要作用。临床上除了使用药物治疗外，饮食调养也十分重要。

贫血的原因可以说是十分复杂的，但任何原因引起的贫血归根到底都是血液中红细胞数量减少及血红蛋白浓度降低。因此，贫血患者的饮食调养原则主要是提供足够的造血原料，逐渐使血液中的红细胞和血红蛋白恢复正常。与红细胞、血红蛋白的制造和红细胞生长发育密切相关的物质，主要有蛋白质、铁、维生素 B_{12}、叶酸和少量的铜等微量元素。因此，在饮食中要注意以下方面。

（1）要多食用含铁质丰富的食物：如蛋黄、瘦肉和豆类等；蔬菜中的芹菜、鲜豆角、菠菜、荠菜、芋头、豆芽菜等含铁量较多；水果中的山楂、杏、桃、葡萄、红枣、龙眼等含铁量也高。黑木耳、紫菜、海带、蘑菇、白木耳等含铁量尤为丰富。

（2）供给充足的维生素 B_{12} 和叶酸：这两种物质都是红细胞发育中不可缺少的物质。动物性蛋白质如肝、肾、瘦肉等均含有丰富的维生素 B_{12}；叶酸则多存在于绿叶蔬菜、茶中，平时只要注意多吃动物蛋白和绿叶蔬菜，适当喝茶，就可以提供身体所需要的维生素 B_{12} 和叶酸。

（3）供给足量的蛋白质和各种维生素、微量元素：在饮食中应多吃些高蛋白质食物，如牛奶、蛋黄、瘦肉、鱼虾、豆类及豆制品等，同时，还要多吃些蔬菜、水果等，以使机体摄入充足的蛋白质和各种维生素、微量元素。

（4）适当进食些酸性物质：贫血患者往往由于缺乏胃酸而影响铁质在胃中的消化和吸收。因此，要注意为胃提供酸性环境，如进食些酸奶和醋等。

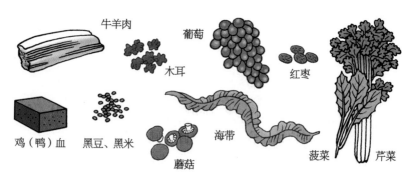

贫血患者适当食用含铁丰富的食物

手足综合征，又称掌足红肿触痛综合征、掌跖红斑综合征，是由某些特定的化疗药物（如脂质体阿霉素、氟尿嘧啶、奥沙利铂、阿糖胞苷等）和某些靶向药物（如索拉菲尼、阿帕替尼等），导致剂量限制性的局部皮肤毒性反应，是肿瘤治疗中较为常见的不良反应。平均发生在用药后1～2个月，一般停药后2～5周逐渐缓解且基本没有长期后遗症。主要表现为手足部麻木、迟钝、疼痛；手足掌面、趾面出现红斑、肿胀、皲裂和色素沉着，逐渐发展为灼热感；痛觉、温度觉减退；指（趾）甲变色、脱落及甲背沟条变形，甚至局部感染溃烂。

使用上述易引起手足综合征药物时，尽量避免穿过紧的鞋子，避免手足局部摩擦，注意保暖，避免阳光暴晒，温水洗浴，避免冷水刺激，保持手足皮肤湿润，可涂尿素霜、芦荟等，但避免使用含酒精的润肤剂。饮食上，营养均衡，多食新鲜蔬菜、水果，常吃富含维生素B族的食物，如燕麦、花生、大豆等，多饮水，避免辛辣、刺激性食物。保持大小便通常，以促进体内药物正常排泄。

发生手足综合征后，根据严重程度在医生指导下，予维生素B6、维生素E、塞来昔布等对症治疗，皮肤2～3级破溃处可局部使用抗生素软膏预防感染。手足综合征是剂量依赖性毒性反应，其发生与化疗药物剂量呈正相关，临床上患者出现2级及以上症状时，应考虑停止化疗或减量化疗。

患者的心理状态对乳腺癌治疗效果有一定影响，乳腺癌患者及其家属若能正确认识，共同努力，使患者建立并维持乐观、向上、积极、勇敢的心理防御体系，牢固树立和肿瘤抗争的战斗精神，积极配合治疗，必能提高治疗效果。

（1）树立和病魔斗争的坚定信念：乳腺癌的发生和发展是一个长期复杂的过程，现代医学对肿瘤的起因、本质，对肿瘤患者的全身免疫情况等，已有较为深入的研究，有关心理干预在肿瘤治疗过程中的积极作用国内外也有大量研究。乳腺癌患者往往会伴随紧张、恐惧、悲观和焦虑等一系列不良心理，这些不良的心理刺激可导致患者的机体免疫功能降低，进而对病情造成不利影响。患者应该在医生及其家属的积极支持和帮助下，正确地认识肿瘤，牢固树立"肿瘤目前已经是一种通过综合治疗可以临床治愈或者长期带瘤生存的可治可防性疾病"的观念，树立和病魔斗争的坚定信念，乐观豁达地对待疾病。

（2）敢于说出自己的心理困惑和情绪障碍：心理的微妙变化是奇特的，患者作为一个个体，与周围的环境和人有着千丝万缕的关系，周围人的一言一行，都可能会对患者和疾病抗争的心态产生影响，从而影响疾病的治疗效果，患者应该勇敢地说出自己的心理困惑和情绪障碍，及时地寻求家人和朋友的关心和照顾，及时地调整自己的心态，宜静而不躁，保持乐观情绪，积极配合治疗。临床上有许多有较长的生存期和较高的生存质量的肿瘤患者。良好的治疗效果固然与正规的中西医结合治疗有密切关系，但与患者能够较早勇敢地说出自己的内心困惑，及时得到亲人的细致呵护和情感支持也是分不开的。

（3）积极参加正常的社会活动：在保证体力充沛的情况下，积极地参加正常的社会活动，不仅可以使自身的价值感和与朋友、家人融为一体的归属感增强，而且可以使自己更加珍惜生活，激发自己的内在潜能，更好地与病魔做斗争。对于肿瘤患者，即使是晚期肿瘤患者，培养或者坚持有益的业余爱好，像书法、棋类、钓鱼、绘画、音乐、弹奏等，都是有益的。

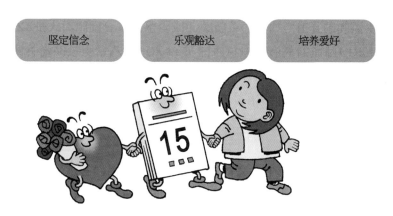

坚定信念　　　乐观豁达　　　培养爱好

积极调适心态，保持情绪稳定

乳腺癌患者由于疾病和治疗的影响，日常生活受到很多的限制，住院期间的诊断、治疗活动和医院的规章制度，以及单调和缺乏娱乐设施的环境，也会使他们感到生活乏味、无聊。因此，回到家中就要安排好患者的日常活动，让患者体会到生活的乐趣。病情不同的患者，日常活动的安排也要有所差别。

（1）对于需要卧床休息的患者：除了每天的睡觉、吃饭、打针、吃药和其他护理治疗活动外，可根据患者的体力安排以下活动：听音乐、听新闻广播、阅读或由家属朗读患者喜欢的文艺书籍和报刊；学习卧床气功（称为静功）；与亲友聊天等。这样可使患者的生活变得丰富多彩，但要注意患者的体力，不要过于疲劳。

（2）对于缓解期和恢复期的患者：更要注意日常活动的安排，让患者逐渐恢复体力，参加社会活动。除了每天固定的休息、进食、治疗等活动外，可以制订一个适合患者的锻炼计划，如早晚散步、练气功、做操等。还可以参加文娱活动，如练书法、绘画；老年患者可参加老年大学的学习或社区的活动；青年患者可以参加力所能及的工作；还可以参加癌症患者的组织，进行社交活动或培养患者自己的爱好等。但活动和运动不能太过于频繁，不能影响患者的休息。

总之，家属要尽力把患者的生活安排得井井有条，富于乐趣，这样才能增强患者战胜疾病的勇气，激发他们对生活的渴望。

我国乳腺癌患者及糖尿病患者呈逐年增多趋势，而同时患这两种疾病的患者也逐渐增多。如何调节饮食既可控制血糖水平，又可补充营养、增强体质以提高抗肿瘤能力的问题困扰着很多患者。

乳腺癌合并糖尿病的患者在饮食方面要注意以下几点。

1）建立科学、有规律的饮食习惯。

2）在规定的热量范围内做好营养的平衡，每天饭量八分饱。

3）副食荤素搭配，种类要多；主食粗细搭配，数量应少。

4）养成饮食淡味的习惯，不偏食，不挑食。

以下一些食物适合乳腺癌合并糖尿病患者食用。

1）五谷杂粮，粗杂粮如荞麦面、玉米面。

2）豆类及豆制品。

3）苦瓜类、洋葱、香菇、柚子、南瓜、海带。

4）可进食水果，但要计算热量，减少主食，如25克大米产生的热量分别相当于橘子150克、苹果120克、梨200克、枇杷260克、菠萝200克、桃250克产生的热量。

同时，患者不宜抽烟及饮酒，不宜吃糖类、巧克力、汽水、果汁、甜饮料等，避免进食含胆固醇的食物及动物脂肪，如动物脑、肝、蛋黄、肥肉等。

很多患者和家属都渴望开展一些体育活动，进行身体锻炼，但又不知患者适合做哪些运动。

首先，对于不能自由活动的患者，可以根据病情进行被动运动、助动运动和主动运动。

（1）被动运动：是全靠外力帮助来完成的运动，适合于瘫痪卧床的患者，如在家属和医护人员的帮助下活动上下肢体、关节等。活动时，要注意锻炼到肢体的各个关节和各部位的肌肉。如头部左右上下扭动，肩部前后绕环、上抬，上肢以肩为轴的上举、以肘为轴的屈伸、以腕为轴的转动等，下肢以髋为轴的上举、以膝为轴的屈伸、以踝为轴的转动等。

（2）助力活动：主要用于患者肌肉无力或肌肉麻痹的功能锻炼，是由他人或本人的健康肢体或是利用器械的力量来协助患肢进行运动的方法。在活动时，方法同被动运动基本相同。只是患者要以自己锻炼为主，用外力辅助。

（3）主动运动：是让患者在病情许可的范围内进行锻炼的方法，可以恢复肌力，增加活动范围，改善肌肉的协调性和提高速度与耐受力。患者可以做全身运动的体操，同时加强局部的锻炼。上肢锻炼可以做哑铃操，下肢可以做抬腿、踢腿、下蹲等活动。

对于身体条件好的患者，可进行一些小运动量的活动，如：做广播操、散步、慢跑、打太极拳、跳健身舞、练气功等。注意不要进行跳跃、憋气、滚翻和长跑等动作快速、变化过猛和运动负荷过大的运动。否则，稍有不慎会发生意外事故。

乳腺癌患者在医院经过集中综合治疗以后，进入比较长时期的康复阶段。自我疗养具有方法简便、因人而异的特点，可以说是一种积极有效的治疗手段。经临床观察，患者只要主动参与自我疗养，就可以积极控制癌症的复发，改善症状，提高治疗效果，提高生活质量。自我疗养主要包括以下内容。

1）保持良好的情绪，乐观地对待生活，在康复期尤为重要。不良情绪会直接影响治疗的效果及预后。情绪状态好的患者缓解时间长，病情稳定，生存率高。

2）康复期间，尤其要注意环境、气候的改变，积极锻炼身体，安排户外活动。适量地参加力所能及的体育活动，增强体质以提高抵抗力。

3）注意饮食，合理调整蛋白质、脂肪、糖的比例，适当食用含维生素多的水果、蔬菜。不要滥用诸如人参、鹿茸、杜仲等补药。

4）彻底克服不良生活习惯，戒烟戒酒。按时起居，防止过劳。康复期间患者一般免疫力低下，应时刻防止感冒。

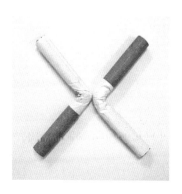

戒烟、戒酒

［ 1 ］ Lee A, Moon BI, Kim TH. Pathogenic variant breast cancer: treatment and prevention strategies［ J ］. Ann Lab Med, 2020, 40(2): 114−121.

［ 2 ］ Dieli-Conwright CM, Courneya KS, Demark-Wahnefried W, et al. Aerobic and resistance exercise improves physical fitness, bone health, and quality of life in overweight and obese breast cancer survivors: a randomized controlled trial［ J ］. Breast Cancer Res, 2018, 20(1): 124.

［ 3 ］ Mehta LS, Watson KE, Barac A, et al. Cardiovascular disease and breast cancer: where these entities intersect: A Scientific Statement From the American Heart Association［ J ］. Circulation, 2018, 137(8): e30−e66.

［ 4 ］ Rojas K, Stuckey A. Breast cancer epidemiology and risk factors［ J ］. Clin Obstet Gynecol, 2016, 59(4): 651−672.

［ 5 ］ Gradishar WJ, Anderson BO, Abraham J, et al. Breast Cancer, Version 3. 2020, NCCN Clinical Practice Guidelines in Oncology［ J ］. J Natl Compr Canc Netw, 2020, 18(4): 452−478.

［ 6 ］ Shoemaker ML, White MC, Wu M, et al. Differences in breast cancer incidence among young women aged 20−49 years by stage and tumor characteristics, age, race, and ethnicity, 2004−2013［ J ］. Breast Cancer Res Treat, 2018, 169(3): 595−606.

［ 7 ］ Erić I, Petek Erić A, Kristek J, et al. Breast cancer in young women: pathologic and immunohistochemical features［ J ］. Acta Clin Croat, 2018, 57(3): 497−502.

［ 8 ］ Hartmann LC, Sellers TA, Frost MH, et al. Benign breast disease and the risk of breast cancer［ J ］. N Engl J Med, 2005, 353(3): 229−237.

［ 9 ］ Lee J, Kim S, Kang E, et al. Influence of the Angelina Jolie Announcement and Insurance Reimbursement on Practice Patterns for Hereditary Breast Cancer［ J ］. J Breast Cancer, 2017, 20(2): 203−207.

［ 10 ］ Fountzilas C, Kaklamani VG. Multi-gene panel testing in breast cancer management［ J ］. Cancer Treat Res, 2018, 173: 121−140.

［ 11 ］ Tsai M, Lo S, Audeh W, et al. Association of 70-gene signature assay findings with physicians' treatment guidance for patients with early breast cancer classified as intermediate risk by the 21-gene assay［ J ］. JAMA Oncol, 2018, 4(1): e173470.

［ 12 ］ Poulet G, Massias J, Taly V. Liquid biopsy: general concepts［ J ］. Acta Cytol, 2019, 63(6): 449−455.

［ 13 ］ Alix-Panabières C, Pantel K. Clinical applications of circulating tumor cells and circulating tumor DNA as liquid biopsy［ J ］. Cancer Discov, 2016, 6(5): 479−491.

［ 14 ］ Onidani K, Shoji H, Kakizaki T, et al. Monitoring of cancer patients via next-generation sequencing of patient-derived circulating tumor cells and tumor DNA［ J ］. Cancer Sci, 2019, 110(8): 2590−2599.

［ 15 ］ Nurgalieva Z, Liu CC, Du XL. Chemotherapy use and risk of bone marrow suppression in a large population-based cohort of older women with breast and ovarian cancer［ J ］. Med Oncol, 2011, 28(3): 716−725.

［ 16 ］ Iżycki D, Niezgoda A, Kaźmierczak M, et al. Chemotherapy-induced peripheral neuropathy - epidemiology and pathogenesis［ J ］. Ginekol Pol, 2016, 87(4): 293−299.

［ 17 ］ Andreyev J, Ross P, Donnellan C, et al. Guidance on the management of diarrhoea during cancer chemotherapy［ J ］. Lancet Oncol, 2014, 15(10): e447−e460.

[18] Toygar İ, Yeşilbalkan ÖU, Kürkütlü M, et al. Complementary and alternative medicines used by cancer patients to cope with chemotherapy-induced constipation [J]. Complement Ther Clin Pract, 2020, 39: 101108.

[19] Braal CL, Jongbloed EM, Wilting SM, et al. Inhibiting CDK4/6 in breast cancer with palbociclib, ribociclib, and abemaciclib: similarities and differences [J]. Drugs, 2021, 81(3): 317−331.

[20] Rinnerthaler G, Gampenrieder SP, Greil R. HER2 directed antibody-drug-conjugates beyond T−DM1 in breast cancer [J]. Int J Mol Sci, 2019, 20(5).

[21] Slade D. PARP and PARG inhibitors in cancer treatment [J]. Genes Dev, 2020, 34(5−6): 360−394.

[22] Michel L, Schadendorf D, Rassaf T. Oncocardiology: new challenges, new opportunities [J]. Herz, 2020, 45(7): 619−625.

[23] Colwell AS, Taylor EM. Recent Advances in Implant-Based Breast Reconstruction [J]. Plast Reconstr Surg, 2020, 145(2): 421e−432e.

[24] Kwakman JJM, Elshot YS, Punt CJA, et al. Management of cytotoxic chemotherapy-induced hand-foot syndrome [J]. Oncol Rev, 2020, 14(1): 442.

纪实 1

36 岁女性，其外婆、姨妈、表姐均为乳腺癌患者。患者觉得自己也是乳腺癌高危人群，在研究性筛查后发现乳腺癌易感基因 *BRCA1* 的突变。此后密切定期门诊复查，于 2010 年 5 月行乳腺 B 超检查发现右乳腺小结节。进一步行乳腺 MRI 检查提示左乳 0.5 厘米大小，右乳 1.0 厘米大小肿块，诊断乳腺恶性肿瘤可能。行右乳肿块切除活检提示乳腺浸润性导管癌，遂于 2010 年 6 月行双侧乳腺肿块切除术，术后病理双侧乳腺癌均为早期，双侧腋淋巴结未见癌转移，ER 阳性。术后给予表柔比星联合环磷酰胺方案术后辅助化疗 6 个周期。患者未绝经，给予他莫昔芬口服内分泌治疗 5 年。患者恢复佳，此后每 3 ～ 6 个月定期复查，包括定期复查双侧卵巢，至今已 5 年，并已正常工作。

医生忠告：遗传性乳腺癌有一定的特点，往往表现为早发性、家族聚集性等。家族聚集性是指家族中具有血缘关系的 2 个或 2 个以上的成员为乳腺癌患者。发病年龄特别早，有可能小于 35 岁就发病。如果高度怀疑为遗传性乳腺癌患者或明确为遗传性乳腺癌，家族中和患者具有血缘关系的健康成员也可能携带致病性的基因突变，以 *BRCA1* 和 *BRCA2* 基因为例，突变携带者的终身患癌危险性高达 50% ～ 90%。需要大家有正确的防癌意识，建议从 25 ～ 30 岁开始利用乳腺影像诊断的方法进行普查。由于年轻妇女乳腺组织致密，所以应用钼靶普查往往效果不佳，应用 MRI 对高危妇女进行早期普查是非常必要的。只有早期发现、早期预防和早期治疗，才能提高遗传性乳腺癌的治愈率。

纪实2

51岁女性，性格谨慎，有乳腺囊性增生病史，通过医生指导每月自检乳腺并定期至医院行乳腺B超检查，每年行乳腺钼靶检查。2009年自检乳腺时发现右乳外上象限无痛性小结节，进一步至医院就诊，经查体、乳腺钼靶检查诊断右乳乳腺癌可能，进一步查乳腺MRI，乳腺结节大小6毫米，未发现腋淋巴结肿大，患者乳腺体积较大，可行保乳乳腺癌根治术。与患者及其家属详细沟通后，2009年3月行右乳保乳根治术，术后病理提示右乳浸润性导管癌，直径5毫米，前哨淋巴结阴性，ER阳性，PR阳性，CerbB-2阴性。无需行术后辅助化疗，术后行右乳放疗及阿那曲唑内分泌治疗5年。患者目前一般情况佳，术后5月即恢复工作，目前定期复查一切正常。

医生忠告：乳腺癌是危害女性健康最危险的疾病之一，其晚期的治愈率低，不过早期治愈率却可达90%以上。乳腺自检是目前进行乳腺癌筛查早期防治最有效的方法之一。自检时间应避开月经前期和月经期，绝经期妇女可固定每月一天作为自检日。定期视察乳腺大小，是否有明显的变化，乳头是否有凹陷的情况。同时通过有序的触摸是否能明显地摸到肿块，以及判断肿块的位置及大小，然后再到医院做进一步的确诊。在自我检查的基础上，35岁以上女性需每年到医院定期进行乳腺专项检查。

纪实3

49岁女性，2006年发现左乳包块，无胀痛，经期肿块无明显变化，未予以重视，未就诊。半年后包块逐渐增大，患者听信偏方，至小诊所就诊，予以汤药、外敷等治疗，包块快速增大，且出现表面皮肤发红，有溃破，触及腋淋巴结肿大。家属立即送至医院就诊并行全面检查，经乳腺钼靶、胸片、腹部盆腔B超及左乳腺穿刺活检病理等，诊断为左乳乳腺癌伴多发腋淋巴结转移。患者乳腺病灶大，腋淋巴结多发转移，局部分期晚，建议新辅助化疗后再行根治性手术。随后予以TEC方案新辅助化疗6个周期后，肿块明显缩小，外观皮肤正常。患者除了脱发及白细胞下降外，无其他明显化疗副作用。2006年8月行左乳腺癌根治术，术后行正规放疗，给予阿那曲唑内分泌治疗5年。以后每3～6个月门诊定期复查均未见肿瘤复发转移，至今9年，患者完全康复。

医生忠告：平时自检时，一旦发现乳腺包块应及时至正规医疗机构就诊，进行规范检查治疗，达到早期治疗的目的。同时，局部晚期乳腺癌应视为全身性疾病，术前新辅助化疗对提高肿瘤治愈率、减少复发转移和改善预后很有意义。在初治时明确肿瘤分期、病理、分子分型等，制订详细综合治疗策略，采取有效的治疗方式。

纪实4

43岁女性，2009年发现左乳包块，行乳腺MRI及左乳肿块空心针穿刺活检检查确诊为左乳浸润性导管癌伴左腋淋巴结肿大，乳腺肿块大小5厘米，ER阳性、PR阳性、*CerbB-2*阴性。医生建议患者行经典左乳癌改良根治术，但患者坚决反对，她认为切除乳腺，术后在胸口留下长长的、丑陋的瘢痕，这种伤痛使她感到丧失了做女人的尊严和自信，甚至无颜见人，即使被告之可行乳腺重建术也无法说服她。因乳腺肿块较大，且离乳晕只有2厘米。为了既要保留女性自信象征的乳腺，又要确实地切除肿瘤，减少转移和复发，她接受了6个周期新辅助化疗，化疗后肿块明显缩小至1.5厘米，左腋淋巴结消失。后患者接受了保乳乳腺癌切除术及腋淋巴结清扫。术后患者乳腺保持较好外形，并接受了术后放疗及内分泌治疗。至今，患者定期门诊随访，完全如正常人一样生活，对治疗效果十分满意。

医生忠告：乳腺癌是一种全身性疾病，乳腺癌治疗失败的主要原因是远处转移。当今乳腺癌的外科治疗已进入了以乳腺癌生物学特性为指导的局部治疗和全身治疗并重的乳腺癌治疗模式的时代，缩小手术范围已成为当今乳腺癌手术的趋势。保乳手术则具有创伤小、痛苦小的特点，它在保留乳腺外形完整性的同时，又兼顾了术后的功能恢复，配合术后综合治疗，疗效可以和乳癌根治术相媲美。在目前和未来相当长的一段时期内，乳腺癌的治疗将出现几种手术方式并存、治愈与生活质量兼顾的个体化综合治疗模式。

纪实5

56岁女性，2004年无意中发现左乳2厘米包块，经钼靶检查提示为左乳乳腺癌，2004年7月行左乳乳腺癌根治术，术后病理为三阴性乳腺癌，同侧腋淋巴结清扫有1/12淋巴结转移，术后给了CEC为案辅助化疗6个周期。此后每3～6个月定期门诊复查。2010年2月自己发现左侧胸壁两个小结节，绿豆大小，质硬。到医院进一步查体发现右侧腋淋巴结肿大，胸壁结节切除经活检病理提示：胸壁转移性腺癌。ER阳性、PR阳性、HER-2阳性，诊断为左乳乳腺癌胸壁复发及右腋淋巴结转移，予以化疗（紫杉醇＋卡培他滨）＋曲妥珠单抗靶向治疗3个周期，胸壁肿块消失，右腋淋巴结明显缩小，行右腋淋巴结清扫术＋左胸壁放疗，再行3个周期原方案治疗。因患者卡培他滨服用6个周期后，手指和足趾麻木，皮肤蜕皮，趾甲断裂等手足综合征症状出现，停用卡培他滨。后给予曲妥珠单抗（赫赛汀）持续治疗1年，来曲唑内分泌治疗5年，至今每3～6个月复诊，定期复查均未见肿瘤复发转移，患者正常生活。

医生忠告：乳腺癌细胞异质性常见，不同类型的乳腺癌治疗方法和预后存在巨大差异。如基于雌激素受体（ER）和HER-2，前者阳性表明对激素治疗有反应，后者阳性表明对曲妥珠单抗治疗有反应。而三阴性乳腺癌，侵袭强，不能从靶向治疗中获益，目前还是以化疗为主。所以乳腺癌患者治疗前需明确分子病理类型，出现复发转移灶时尽可能再次对新发病灶明确病理以采取最有效的治疗方式，改善患者预后，使患者长期生存。

纪实6

51岁女性，2005年发现左侧乳腺外上象限枣子大小肿块，质硬，与周围组织粘连。经查体、乳腺钼靶检查诊断左乳乳腺癌可能，至当地医院粗针穿刺活检提示浸润性导管癌，与患者家属商议后遂予以改良根治术。术后病理：肿瘤大小1.5厘米×1.2厘米，ER阳性、PR阴性、HER-2阴性，Ki-67 10%。患者当时尚未绝经，复发危险性低，未给予化疗，给予他莫昔芬内分泌治疗5年至2010年。后进入定期随访阶段。患者2014年8月自觉左侧腰背部疼痛，行骨扫描检查提示腰椎椎体转移，全身检查未见局部复发及其他远处灶。此时患者已经绝经，医生与患者商议后给予依西美坦内分泌治疗，同时给予双膦酸盐类药物抗骨转移，盐酸羟考酮（奥施康定）止痛。并给予乳果糖预防便秘，定期行骨密度检测及全身检查。患者目前病灶稳定，心情乐观，心态积极。

医生忠告：我们没有必要谈"癌"色变。如果不幸得了乳腺癌，不必过于悲观。相对于胰腺癌等恶性肿瘤，乳腺癌只是慢性疾病，也算是不幸中的万幸。另外，并非所有的乳腺癌患者都要经历放疗、化疗等一系列治疗。患者要做的就是，寻找医生，制订最佳的化疗方案，遵医嘱合理服药，并保持乐观向上的心情。

纪实7

62岁女性，2007年无意中发现右乳3厘米包块，伴有局部皮肤点状凹陷，经钼靶检查提示为右乳乳腺癌，2007年5月行右乳乳腺癌根治术，术后病理为浸润性乳腺癌，伴同侧腋淋巴结清扫，其中有1/10淋巴结转移。术后给予辅助化疗及内分泌治疗。2014年6月患者出现干咳、胸闷气急，门诊复查胸部CT提示双肺转移瘤及右侧大量胸腔积液。给予右胸腔穿刺引流术后患者胸闷明显缓解，给予紫杉醇联合卡培他滨一线化疗3个周期后，复查胸部CT双肺转移瘤缩小减少，继续给予TX方案化疗3个周期。患者耐受良好，医生继续给予卡培他滨口服维持化疗，结合肺部残留病灶施行放疗。患者服用卡培他滨维持治疗3个周期后，手指和足趾感觉麻木，趾甲断裂，因手足综合征症状明显而停用卡培他滨。一个月后症状完全缓解，予以卡培他滨减量后继续口服化疗，患者目前每月复诊2次，肺部肿瘤控制良好。

医生忠告：为患者寻找有效低度、效价比高的治疗方案是临床医生的目标。卡培他滨是晚期转移性乳腺癌治疗的常用药物，对晚期和转移性乳腺癌患者单药治疗有效，安全性好，骨髓抑制发生率低，加之另有研究发现许多化疗药物包括紫杉醇类、蒽环类、长春瑞滨、吉西他滨及环磷酰胺等可使肿瘤细胞中TP酶活性上调，且随剂量增加和时间推移而增强，有潜在的协同作用，从而使卡培他滨成为良好的联合治疗及单药维持治疗药物。而有效的一线化疗，应用低毒药物单药维持治疗可延长患者疾病进展时间，使患者恢复体质，长期生存。

纪实8

52岁女性，2000年因左乳浸润性导管癌行左乳乳腺癌根治术，术后分期为ⅢA期乳腺癌。当地医院行含紫杉醇方案术后辅助化疗6个周期，后给予他莫昔芬内分泌治疗2年后予以来曲唑治疗5年。此后定期复查，2010年出现右肩部疼痛，骨扫描检查提示右侧肩胛、肱骨、多处肋骨、胸椎骨转移。B超提示肝脏低密度灶，转移瘤可疑。给予患者依西美坦口服内分泌治疗。9个月后，患者出现右上腹部胀痛、低热、体重减轻。复查肝脏CT发现肿瘤明显增大，增多，肝脏明显肿大。预计生存期4个月，患者一度陷入绝望。为更准确地评估病情，患者同意再次行肝脏转移瘤穿刺活检，病理提示为HER-2阳性乳腺癌。遂给予患者TC方案化疗+曲妥珠单抗靶向治疗，6个周期后评估患者症状完全消失，肝脏全部病灶消失。给予患者曲妥珠单抗继续治疗1年。停药半年后复查肝脏出现新发转移瘤，3厘米左右。予以吉西他滨联合曲妥珠单抗化疗6个周期，病灶缩小，行肝脏病灶射频治疗，同时氟维司群联合曲妥珠单抗维持治疗。病灶再次进展后，使用希罗达联合拉帕替尼治疗，病情控制良好。目前患者精神佳，治疗信心足，希望和疾病再战斗下个十年。

医生忠告：晚期失去手术完全根治癌症的机会，但即使无法完全根治乳腺癌，也可以通过治疗控制肿瘤的生长。以前晚期乳腺癌平均存活时间一般只有8～9个月，可现在不一样了，随着医学科技的发展，乳腺癌治疗已经从"全面开花"发展到了今天的"精确打击"。各种治疗手段、生物靶向治疗的运用可以让乳腺癌患者像糖尿病、高血压患者一样，使肿瘤得以长久抑制，甚至让患者能与肿瘤和平共处，使乳腺癌成为慢性病。

纪实9

46岁女性，1999年因左乳浸润性导管癌行左乳乳腺癌根治术，术后分期为ⅡB期乳腺癌。当地医院予以行FEC方案辅助化疗及他莫昔芬内分泌治疗3年。此后定期复查，2005年因左下肢疼痛，骨扫描检查提示左侧股骨、多处肋骨、胸椎和腰椎、髂骨全身多发骨转移，未发现其他内脏部位转移瘤。予以骨质破坏明显的左侧股骨、腰2～3椎体转移病灶放射治疗；双膦酸盐治疗每月一次共2年；双侧卵巢切除术后予以阿那曲唑内分泌治疗。患者骨痛消失，病灶控制良好，可正常生活。直至2008年发现肝转移及多发淋巴结转移，停用阿那曲唑，予以全身静脉化疗，患者经过化疗、好转、维持、进展、换方案化疗的多线治疗过程，但在整个治疗过程中，患者始终乐观积极，配合治疗。至今，患者确诊转移性乳腺癌整十年，历经化疗50余次，目前使用口服希罗达药物维持治疗，近期10个月肝脏病灶未继续增大。患者精神佳，无特殊不良反应，定期复诊，参加社区活动及癌症康复俱乐部。

医生忠告：即使患了乳腺癌，依然要能够勇敢面对生活中的一切。乳腺癌是危害女性健康的最危险的疾病之一，但现代的医学进步，使乳腺癌的治疗取得了明显成效。即使是晚期转移性乳腺癌，也可通过全面诊断评估，制订完善治疗策略，进行针对性治疗，取得长期生存。要治愈乳腺癌，先要从心理上战胜它。

纪实10

62岁女性，2013年底无意中发现左侧锁骨上质硬肿块，后因肿块逐渐增大，2014年底至上海长征医院肿瘤科就诊，医生体检时发现乳腺肿块。钼靶检查乳腺占位。穿刺病理：ER阴性，PR阴性，HER-2阳性，Ki-67 40%。全身检查提示肝脏转移、骨转移。患者需行一线化疗联合靶向治疗。医院正好在开展"帕妥珠单抗联合曲妥珠单抗和紫杉烷类作为HER-2阳性的晚期乳腺癌患者的一线治疗多中心研究"，该临床试验方案对于该患者的治疗是非常合适的。在与患者讲明利弊后，患者表示愿意积极加入该临床试验。目前患者病灶较前缩小，心情逐渐趋于开朗。

医生忠告：临床试验并非为他人做嫁衣。患者经常对临床试验有所顾虑，认为是做试验品。事实并非如此。首先，临床试验推动了医学的进步。其次，临床试验都是基于目前的最佳治疗的基础上进行设计的，因此受试者是可以从中受益的。